22,80

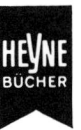

W0086634

ESOTERISCHES
WISSEN

Herausgeber dieser Reihe Michael Görden

Julian & Martine Barnard

DAS BACH-BLÜTEN WUNDER

Geheimnis und Wirkung der Bach-Blüten mit
praktischer Anleitung zur Herstellung von Essenzen

Deutsche Erstausgabe

WILHELM HEYNE VERLAG
MÜNCHEN

HEYNE ESOTERISCHES WISSEN
08/9541

Aus dem Englischen übertragen
von Ursula Fassbender

3. Auflage

Titel der Originalausgabe:
THE HEALING HERBS OF EDWARD BACH
erschienen bei Flower Remedy Programme, Hereford, England

Copyright © 1988 by Julian Barnard
Copyright © der deutschsprachigen Ausgabe by
Wilhelm Heyne Verlag GmbH & Co. KG, München, 1989
Printed in Germany 1992
Umschlag-Illustration: Bettina Uresch, München
Umschlaggestaltung: Atelier Adolf Bachmann, Reischach
Herstellung/Layout: Helmut Burgstaller
Satz: Kort Satz GmbH, München
Druck und Bindung: RMO, München

ISBN 3-453-03765-0

Inhaltsübersicht

Die Bach-Blüten werden unter ihrem englischen Namen aufgeführt. Unter diesem sind sie auch im Handel erhältlich und in anderen Bach-Blüten-Büchern genannt.

Vorwort

Während der frühen 60er Jahre stellten Nora Weeks und Victor Bullen mit großer Sorgfalt ein Buch zusammen, das die Informationen über die Pflanzen und Bäume lieferte, die für die Bach-Blüten Essenzen verwendet werden. Es enthielt Aquarellzeichnungen, die als Hilfe zur Identifizierung der Blüten verwendet werden konnten. Darüber hinaus lieferte es genaue Anleitungen, wie man die Blüten-Essenzen mit der Sonnen-Methode und Koch-Methode selbst herstellt. Diese Verfahrensweisen haben nichts Mystisches an sich und wurden in den 30er Jahren von Dr. Bach selbst in den verschiedenen Ausgaben der ›Twelve Healers‹ veröffentlicht. Nora Weeks berichtet uns (in ›Bach Remedy Newsletter‹, Januar 1964), daß Bach immer gehofft hatte, daß ein solches Buch veröffentlicht wird, so daß jeder, der es wollte, die Blüten-Essenzen selbst herstellen könnte. Das Buch enthielt nicht nur die notwendige technische Information, sondern darüber hinaus inspirierte es zu einer Wertschätzung der Schönheit der Natur und weckte die Liebe zu wildwachsenden Blumen, was ein Bestandteil von Bachs Werk und seiner Entdeckung der Heilmittel war. Leider wurde dieses Buch nach dem Tod von Nora Weeks im Jahre 1978 nicht neu aufgelegt, obwohl dies ein wirklicher Tribut an ihr persönliches Engagement gewesen wäre, das Werk von Dr. Bach der Öffentlichkeit offen und frei zugänglich zu machen.

Nora Weeks ist viele Jahre lang Dr. Bachs Assistentin gewesen und war sich der moralischen Prinzipien außerordentlich bewußt, die seiner Arbeit zugrunde lagen. Man ist versucht, diese Prinzipien analysieren zu wollen. Aber jeder, der im Zweifel ist, welche Gedanken Bach bewegten, kann seine eigenen Worte lesen. Sowohl in seinem Buch ›Heal Thyself‹ als auch in seinen anderen Schriften*) bringt er

---

*) Eine deutsche Ausgabe der nachgelassenen Schriften Edward Bachs befindet sich für das Heyne-Esoterik-Programm in Vorbereitung.

---

immer wieder seinen Wunsch zum Ausdruck, seine Erkenntnisse mit anderen Menschen zu teilen und seinen Mitmenschen zu dienen. Aus einer solchen Geisteshaltung heraus wurde das ursprüngliche, illustrierte Buch veröffentlicht. Wie Nora Weeks es ausdrückt, war es ein Privileg, Dr. Bachs Wunsch zu erfüllen. Das Buch war auch eine ›dankbare Denkschrift‹ zu seinen Ehren.

Während der zehn Jahre, die seit dem Tod von Nora Weeks vergangen sind, nahm das Interesse an den Bach-Blüten-Essenzen ständig zu und gleichzeitig stiegen die Verkaufszahlen der ›stockbottles‹ (Vorratsflaschen). Aus dem bescheidenen Unternehmen, das die Menschen mit Dr. Bachs ›heilenden Blüten‹ versorgte, wurde eine Gesellschaft mit beschränkter Haftung und Filialen, die das Produkt in der ganzen Welt verkaufen. Die Zeiten ändern sich. Dennoch hat jeder von uns immer noch die Möglichkeit, zu der Einfachheit von Bachs ursprünglicher Formel zurückzukehren und hinaus auf die Wiesen zu gehen, um dort die Heilmittel für sich selbst zu suchen. Schließlich sind es ›die wildwachsenden Heilpflanzen‹, welche die tatsächliche Heilkraft spenden. Daher stellt dieses Buch mit seinen Fotografien und Informationen über die Pflanzen eine ausdrückliche Einladung dar, zu der ursprünglichen Quelle zurückzukehren und wiederzuentdecken, was Bach zu seinen großartigen Entdeckungen führte.

Die Methoden, die Bach zur Herstellung der Blüten-Essenzen erfand, sind sehr einfach. Sie waren dazu gedacht, den Kontakt mit den vitalen Heilkräften der Pflanzen aufrechtzuerhalten. Diese Kräfte sind verschiedentlich untersucht worden, aber sie lassen sich nur schwer beschreiben, denn sie sind etwas, das man direkt spüren muß. Manche Menschen stellen die berechtigte Frage, ob diese Kräfte für uns hilfreich sind, und natürlich sind sie es. Aber das Bewußtsein nimmt zu, daß wir verstehen müssen, was wirklich geschieht, anstatt die Medizin oder die Vorstellung nur blind zu akzeptieren. Wir wollen eine intelligente Rolle in dem Prozeß spielen. Eine Gelegenheit dazu bietet die allgemeine Philosophie von Bachs Werk. Durch ein gründliches Verständnis der Seelenzustände der Blüten-Essenzen, die er beschrieben hat, können wir zu einem echten Selbstverständnis gelangen. Unsere Selbsterkenntnis kann durch ein Verständnis dessen, was diese Pflanzen tatsächlich sind und warum sie diese Seelenzustände repräsentieren, eine neue Dimension finden. Die Bach Blütentherapie ist sehr viel mehr, als ›einfach nur die Tropfen einzunehmen‹!

Auch für uns war es faszinierend und lehrreich, etwas über die Heilpflanzen herauszufinden. Obgleich wir mit der Vorstellung begannen, nur die Informationen aus Nora Weeks Buch wieder der Öffentlichkeit zur Verfügung zu stellen, entdeckten wir sehr bald, daß schon die erneuten Erforschungen der Pflanzen in sich selbst heilsam und erbaulich war. Bach fand die Heilpflanzen ursprünglich, indem er einfach spazierenging und Blumen suchte, und diese Vorgehensweise ist empfehlenswert. Es besteht kein Zweifel daran, daß wir sowohl körperlich als auch geistig zuviel Zeit zu Hause verbringen. Nach Heilpflanzen zu suchen, lieferte uns eine willkommene Anregung, uns wieder hinaus in die Natur zu begeben, und zwar nicht nur theoretisch oder aus zweiter Hand, sondern praktisch und in einer direkten Art und Weise. »In der Gegenwart der Natur und ihrer Wege hat Krankheit keine Macht«, schrieb Bach. Das Wesen der Natur finden wir auf den blühenden Wiesen.

Zweifellos werden diejenigen, die in Großstädten leben, das Gefühl haben, daß sie nicht so leicht in eine ländliche Idylle flüchten können, um in der Betrachtung von Bäumen zu versinken. Aber das ist nicht damit gemeint. Zum Teil liegt die Anziehung der Bach-Blüten-Essenzen darin, daß sie die reine Kraft der Natur in unser Leben zurückbringen können. Was das bedeutet, begreifen wir am besten, wenn wir anfangen, uns bewußt zu werden, daß die Eichen-Essenz aus Eichen gewonnen wird, wie den Eichen im Park; daß der überall bekannte Kastanienbaum die Heileigenschaften der Weißen Kastanie besitzt. Ist es nicht typisch, daß wir zwar von einem Heilmittel wie Odermennig wissen, aber es niemals bewußt mit dem Unkraut in Verbindung bringen, das auf dem Fußweg zu unserem Haus wächst? Es stimmt, daß einige dieser Pflanzen sehr selten geworden sind, und dies ist zum Teil der Grund, warum die Fotografien abgebildet worden sind: Sie bieten in einigen Fällen die sicherste Möglichkeit, die Blume bewußt zu sehen und ihre Heilkraft zu erkennen.

Dieses Buch soll Ihnen Ihre eigenen Möglichkeiten vor Augen führen, anstatt Ihnen fertige Patentrezepte zu bieten. Die Pflanzen zu verstehen, beginnt damit, sie kennenzulernen, und dies geschieht nicht, indem man sie nur einmal sieht. Als hilfreich erwies sich, zunächst einmal die Heilpflanzen in der nächsten Umgebung zu suchen. Indem wir diese Pflanzen regelmäßig aufsuchen, können wir ihr Wachstum beobachten sowie mit ihren Heilkräften in Kontakt kommen. Viele Menschen haben Lieblingsplätze, Lieblingsblumen oder -bäume und beziehen unbewußt Kraft aus ihnen. So kennen wir eine Dame im Alter von 93 Jahren, die sich immer unter einen Kastanienbaum im Garten setzte und ihn betrachtete. Sie machte ein Foto von ihm, so daß sie sich das ganze Jahr an ihn erinnern konnte, wie er in Blüte stand. Instinktiv spürte sie, daß der Baum eine besondere Bedeutung für sie hatte. Sich einen solchen Vorgang bewußt zu machen, tut ihm keinen Abbruch. Tatsächlich erreichen wir viel mehr, indem wir unsere Gedanken mit bewußter Absicht lenken, anstatt uns selbst etwas von den Zufälligkeiten unserer unterbewußten Vorgänge vorgaukeln zu lassen: Genau dies ist auch die positive Botschaft der Clematis!

Wir vertrauen darauf, daß die Leser ihren eigenen Weg finden werden, dieses Thema zu erforschen und den besten Nutzen daraus zu ziehen. Die Geschenke der Natur stehen jedem zur Verfügung und sic schenken uns Freiheit. Wir versuchen unser Bestes, das Leben zu begreifen und unsere Erkenntnisse im Geist der Brüderlichkeit zu teilen. Wir hoffen, daß Sie sich dazu ermutigt fühlen werden, die Blumen zu suchen und zu erkennen, daß sie lebende Pflanzen und Bäume sowie auch die Namen für die Seelenzustände der Heilmittel sind. Auch wenn Sie nur eine einzige Blüten-Essenz selbst herstellen, vertieft dieser Prozeß Ihr Bewußtsein für alle Heilpflanzen. Wir hoffen, daß dieses Buch denjenigen Ermutigung und Vertrauen gibt, die dies versuchen wollen. Wie Bach selbst schrieb: »In diesem Heilsystem können die Menschen alles selbst machen, wenn sie wollen, sogar selbst die Pflanzen finden und die Heilmittel herstellen.«

Julian und Martine Barnard

Herefordshire, im März 1988

Dr. Bach und seine Blüten-Essenzen

Über das Leben und Werk von Edward Bach gibt es ausführliche Bücher. Aber für diejenigen Leser, die mit seiner Geschichte noch nicht besonders vertraut sind, soll der nachfolgende Bericht eine kurze Einführung geben.

Edward Bach wurde im Jahre 1886 in Moseley nahe Burmingham geboren und in London zum Arzt ausgebildet. Einige Jahre lang arbeitete er daran, die Rolle der Bakteriologie bei chronischen Erkrankungen zu erforschen. Seine Forschungen führten ihn zu der Erkenntnis, daß es eindeutige Persönlichkeitstypen gab, die mit verschiedenen Krankheitsmustern in Verbindung stehen, ungeachtet der körperlichen Symptome, die der Patient zeigte. Er arbeitete mit der Impftherapie und später mit homöopathischen Prinzipien, was ihn schließlich zur Entdeckung der Blüten-Essenzen führte. Diese, so glaubte er, könnten dazu verhelfen, die Störungen des emotionellen Gleichgewichts zu harmonisieren, die er als die wahren Ursachen körperlicher Krankheit erkannte. Im Jahre 1930 war er bereit, seine erfolgreiche Arztpraxis aufzugeben, um nach den Pflanzen und Bäumen zu suchen, die als ›das Bach-Blüten-Wunder‹ bekannt wurden. Es sind die Blumen, die in diesem Buch beschrieben werden, kommentiert von den ursprünglichen Texten, die Bach schrieb, um diese 38 Heilmittel zu erläutern. Es stellte sich heraus, daß jede Blume die positive und harmonisierende Kraft für einen negativen emotionellen Zustand verkörpert, sei dies nun Angst, Widerwillen oder Verzweiflung. Um diese Heilkraft auf einen Patienten zu übertragen, stellte Bach aus den Blumen Essenzen her. Diese Essenz, die bis zu einem gewissen Maß verdünnt wurde, konnte dann als Medizin eingenommen werden. Er fand heraus, daß der Betreffende wieder gesund wurde, sowie sich die negativen Gemütszustände veränderten.

Die Heileigenschaften der Blüten-Essenzen wurden von Bach in Form einer Philosophie des Lebens dargelegt, in der ein Mensch als viel mehr als der äußere, physische Körper betrachtet wird, der in der konventionellen Medizin behandelt wird. Seiner Meinung nach war Krankheit eine Botschaft unserer Seele, die uns dazu aufruft, unsere Lebensweise und unsere geistige Einstellung zu verändern. Der Hauptzweck der Blüten-Essenzen besteht darin, uns zu helfen, diese Veränderung herbeizuführen und uns zu einer wahrhaft glücklichen Lebenserfahrung zurückzubringen. Die Blüten-Essenzen sind seit Bachs Tod im Jahre 1936 in der ganzen Welt verwendet worden.

Einführung

Wie wir alle wissen, verändern sich die ländlichen Gegenden Europas schnell. Was für Großbritannien zutrifft, gilt mehr oder weniger überall. In den ungefähr 60 Jahren, seit Bach seine Blüten-Essenzen entdeckte, wurden Teile unserer Landschaften bis zur Unkenntlichkeit verändert. Die Ausbreitung der Städte nach dem Krieg hat mit einem erstaunlichen Appetit Land verschlungen und viele der Felder und Wiesen in den um London liegenden Grafschaften, auf denen Bach vielleicht noch spazierengegangen ist, sind verschwunden. Auch unsere Bauern sind dazu ermutigt worden, die Dinge zu verändern. Hecken wurden abgeholzt, Mischkulturen wurden durch riesige Flächen von Monokulturen verdrängt, Insektizide und Unkrautvertilgungsmittel haben ganze Tierarten ausgerottet.

Die Umweltschutzbewegung ist über diese Veränderung besorgt, da sie viele Pflanzen-, Insekten- und Tierarten gefährdet. Aber im Zusammenhang mit Bachs Werk kann diese allgemeine Besorgtheit eine noch speziellere Bedeutung erlangen. Der Verlust all dieser natürlichen Kolonien ist mehr als ein moralisches Thema, mehr als ein ästhetischer Affront. So wie wir Menschen ein subtiler Ausdruck der göttlichen Schöpfung sind, sind es auch die Pflanzen. Sie sind voller Bedeutung. Sie drücken eine Atmosphäre von Kräften aus, die im wesentlichen ein Teil von uns sind. Sie reflektieren und erzeugen die Art und Weise, wie wir fühlen und uns verhalten. Auf der physischen Ebene können wir unsere Wechselbeziehung darin erkennen, wie das Land auf die menschliche Aktivität reagiert. Die Beziehung muß nicht destruktiv sein, vielmehr kann sie eine natürliche Harmonie herstellen, aber wenn wir die Natur beherrschen, erschaffen wir etwas Häßliches, wo zuvor Schönheit war. Habgier und Nihilismus haben die Häßlichkeit unserer Umgebung hervorgebracht, ebenso wie sie durch unsere Liebe zum Leben schön wird. Wenn die Blumen zerstört werden, geht auch ein Teil unseres Seelenbewußtseins verloren. Aus diesem Grund sind die Blumen ein äußerer Ausdruck bestimmter Formen der Lebenskraft, Formen, die sich in uns als Gedanken und Gefühle manifestieren.

Die Vorstellung, daß eine Blume einen Gedanken verkörpert, ist nicht völlig neu. Beispielsweise ist sie in der mittelalterlichen höfischen Liebestradition enthalten, welche die Rose idealisierte, in der Signaturenlehre der Kräuterheilkundigen oder in den sentimentalen Assoziationen der ›Blumensprache‹ des Viktorianischen Zeitalters. Aber wir gehen hier sehr viel weiter. Wir meinen, daß viele Blumen eine besondere Qualität besitzen, die ein genaues Äquivalent zu einer menschlichen Emotion darstellt. Bach erkannte dies und stellte fest, daß die Blüten des Mimulus beispielsweise eine positive Darstellung der menschlichen Angst sind. Das heißt, er fand heraus, daß die Mimulus-Blüte der menschlichen Emotion der Angst entgegenwirkt. Sie manifestiert äußerlich, was wir Mut nennen könnten. In gleicher Weise ist die Chicory-Blüte mit ihrem vollkommenen Blau eine Manifestation der Liebe. Wir können dies als mehr als eine poetische Wahrheit akzeptieren, indem wir behaupten, daß die Blüten eine Metapher für diese menschliche Emotion sind. Aber die Pflanzen sind mehr als eine Metapher, denn sie repräsentieren tatsächlich einen Gedanken. Sie sind die physische Präsenz einer Gedankenform.

Wie alle Gedankenformen sind sie in gewissem Maße wechselwirkend. Wir können von dem Gedanken beeinflußt werden, den sie repräsentieren, aber wir können umgekehrt durch die Kraft des Gedankenmusters auf sie einwirken, das wir verkörpern. Es ist beinahe ein Cartoon-Witz, sich eine Pflanze vorzustellen, die verwelkt, wenn wir sie anschauen, aber in gewisser Weise geschieht dies, wenn unser Blick eine stark negative Ladung auf sie überträgt. Dies ist das Gegenteil von Grünen Fingern! Die Kraft eines kollektiven Gedankenmusters ist jedoch stärker als die eines einzelnen. Daher kann eine

Kolonie von Pflanzen größeren Druck aushalten sowie auch stärkeren Einfluß ausüben. Auch unsere Gedanken sind kollektiv mächtiger. Als Gesellschaft oder Gruppe erschaffen wir zunächst eine Vorstellung, dann planen und realisieren wir unsere Pläne und bauen Häuser, Straßen, Flugzeuge und Plastikgegenstände. Als Kollektiv haben wir die großen Veränderungen zugelassen, die in unseren ländlichen Gegenden stattgefunden haben. Allgemein stimmt dies, weil wir den Wunsch nach einer zunehmend materialistischen Gesellschaft hatten. Insbesondere hat die Zunahme bestimmter emotioneller Muster zum Verschwinden einiger Pflanzenarten geführt. Die sensiblen Pflanzen und diejenigen, die mit Harmonie und Unterscheidungsvermögen zu tun haben, ziehen sich als erstes zurück. Daher ist es für die Sumpf-Wasserfeder (Water Violet) schwer zu überleben, da der Lärm der menschlichen Egozentrik sowie auch die Maschinen und Entwässerungssysteme ihre Ruhe stören und in ihre Privatsphäre eindringen. In gleicher Weise tritt der Einjährige Knäuel (Scleranthus) mit seinen Eigenschaften der Entschlossenheit und Kritikfähigkeit weniger in Erscheinung: Er kann die Unkrautvertilgungsmittel und Kunstdünger nicht aushalten. Dies signalisiert eine Veränderung in der Geisteshaltung unserer Gesellschaft, da wir die Fähigkeit verlieren, zwischen richtig und falsch zu unterscheiden, zwischen dem, was gut für das Leben und was zerstörerisch ist.

Selbst ein Heilmittel wie Quellwasser (gegen mentale Rigidität) wird beeinträchtigt, da die Chemikalien, die in der Landwirtschaft und Industrie verwendet werden, in das Grundwasser sickern. Aber die letztendliche Ursache ist, daß wir zunehmend nach Theorien leben, die keinen Bezug mehr dazu haben, wie sie sich auf die Realität auswirken.

Doch auch wenn bestimmte Heilpflanzen bedroht sind, können wir beobachten, daß an manchen Orten andere Arten an ihre Stelle treten. Es wäre interessant, die Gedanken zu studieren, die diese dominanteren Pflanzen repräsentieren. Wenn auf einem neuen Grundstück Bäume gepflanzt werden, besteht oftmals die Tendenz, sich für schnellwachsende Ziersträucher und Bäume zu entscheiden, wie zum Beispiel die japanische Kirsche, anstatt traditionellere Harthölzer wie Walnuß, Eiche oder Buche zu setzen. Da die Bauern alte Wiesen pflügen und besäen, zerstören sie nicht nur Unkraut (wie Tausendgüldenkraut und Ackersenf), sondern sie pflanzen Gräser, die große Mengen Silofutter ergeben. Die gefräßige Ziegenmentalität von heute plündert das Land, so daß nur wenige wilde Pflanzen überleben, aber dann, wenn die Saat aufgegangen ist (ob dies nun Weizen, Raps, Schafe oder Rinder sind), erstickt eine einzelne, starke Spezies die Erde. In unserem zeitgenössischen Denken gibt es nur wenig Platz für harmonische Verbindungen oder Feinheiten.

All dies hat eine Wirkung auf das Bewußtsein der Erde, und genau dieses Bewußtsein erzeugt die Gedankenformen der Pflanzen und Bäume. Wir selbst sind ein Teil dieses Bewußtseins und antworten seinem Ruf. Die Umweltschutz- und Ökologiebewegung sind eine Reaktion auf das Bedürfnis der Erde nach Harmonie. Ebenso ist es mit Bachs Entdeckung der Blüten-Essenzen, denn wenn wir verstehen, wie die Pflanzen uns helfen können, werden wir besser begreifen, wie wir leben können, um ihnen zu helfen. Wir werden die Art und Weise wertschätzen, in der alle Lebewesen wechselseitig miteinander verbunden sind. In der Erforschung dieses Themas stehen wir noch ganz am Anfang und haben noch einen weiten Weg vor uns. Vielleicht kennen wir einige der Gründe, warum eine Pflanze unter bestimmten physischen Bedingungen wächst, aber bisher haben wir nur wenig Interesse dafür gezeigt, warum sie an sich existiert. Diejenigen, die danach streben, sich auf individuelle Pflanzen einzustimmen, erfahren mehr über ihre Geheimnisse und dies liefert ihnen wiederum eine neue Sichtweise vom Leben unseres Planeten. Ob wir dies nun in Begriffen von Pflanzendevas und engelhaften Wesen beschreiben wollen, ist nicht wirklich von Bedeutung. Es gilt jeder ehrliche Versuch, die lenkenden Kräfte der Schöpfung zu erkennen und zu verstehen, wie sie im Leben wirken. Indem wir etwas über sie lernen, dürfen wir hoffen, in Kooperation anstatt in Konflikt miteinander zu leben und zu wirken. Die Resultate werden in der Welt um uns herum sichtbar werden, da uns diese Kräfte helfen werden, das Bewußtsein derjenigen zu verändern, die für das Wohlergehen der Erde verantwortlich sind.

In der Vergangenheit gehörte es zur Arbeitsweise der Spezialisten, Forschung zu betreiben und daraufhin ihre Erkenntnisse zu veröffentlichen, in der Weise, wie Forscher denjenigen, die zu Hause geblieben sind, von einem neuen Land berichten. Aber dies ist eine Entdeckungsreise, die wir alle unternehmen müssen, individuell und gemeinsam. Wir werden am meisten lernen, wenn wir mit der Natur und den Pflanzen selbst in Kontakt kommen, und uns nicht nur auf das Wort irgendeines anderen verlassen, anstatt unsere eigene Erfahrung zu machen. Es gibt keine bestimmte Methode, dies zu tun, und unsere eigene Erfahrung wird uns führen, ebenso wie auch der stille Lehrer unserer Seele. Dies ist ganz eindeutig die Art und Weise, in der Bach an das Thema heranging, wie wir seinen Schriften entnehmen können.

Was wir dann lernen werden, wird in Einklang mit dem sein, was wir wissen müssen, so daß wir unseren Lebenssinn besser erfüllen können. Dies stimmt mit Bachs Verständnis überein, wie wir Gesundheit durch die Verwendung von Blüten-Essenzen erreichen können – die innere Führung unserer Seele verhilft uns immer zu den Erfahrungen, die für uns notwendig sind und die uns dahin bringen, im Leben glücklich zu sein.

Der Prozeß, dahin zu gelangen, den Pflanzen zu begegnen, wurde ›Einstimmung‹ genannt: Wir lernen, auf die besondere Schwingung der Pflanze zu hören. Es läßt sich nicht vermeiden, daß dies mit einer ziemlich persönlichen Qualität verbunden ist. Die Beschreibung dessen, was wir individuell erfahren, kann denjenigen, denen es an Einfühlungsvermögen mangelt, bisweilen etwas vage oder sogar sonderbar erscheinen. Aber unsere Erfahrung kann dazu benutzt werden, zu informieren und zu einem objektiveren Ansatz anzuregen, der auf äußerlicher Beobachtung basiert. Es ist ebenso notwendig, daß wir die lebendigen Kräfte der Natur fühlen, als daß wir sie als äußerliches Phänomen betrachten. Auf diese Weise können wir erkennen, in welcher Weise sie ein Teil von uns und wir von ihnen sind. Im Idealfall besteht ein Gleichgewicht zwischen innerer und äußerer Erfahrung, so daß wir zu einem besseren Verständnis dessen, was diese Pflanzen sind und wie jede einzelne von ihnen ihre besondere Natur zum Ausdruck bringt, gelangen.

Allein schon beim Finden und Beobachten der Heilpflanzen gibt es viel zu lernen. Zunächst fällt es einem vielleicht schwer, eine einzelne Pflanze zu identifizieren und womöglich verbringt man viele Stunden damit, vergeblich nach einer Pflanze zu suchen. Aber, so wie wir eine Pflanze und dann eine weitere erkennen, begreifen wir die Geste des Heilmittels und beginnen seine Qualität mit unserem inneren Auge zu sehen. Wir beginnen zu spüren, wie und wo die Pflanze wächst und den Grund dafür wahrzunehmen, warum sie dort ist. In gleicher Weise können wir verstehen, warum sie nicht woanders zu finden sein wird. In ähnlicher Weise ist es hilfreich zu erkennen, wie Blumen sich gleichen — die Blüte der Kirschpflaume kann zum Beispiel etwas dem Holzapfel ähneln, obwohl sie sich durch ihr Wachstum und ihre Art zu blühen sehr stark von ihm unterscheidet. Die Farbe dieser Blüten weist auf ihre Qualität als Heilmittel hin. Darüber hinaus können wir sie als einen Teil eines viel größeren Musters in der Landschaft der Farbe betrachten, da sie sich mit den Jahreszeiten verändert. Diese farbliche Veränderung folgt nicht exakt der Aufeinanderfolge der Spektralfarben, aber das Jahr beginnt mit Weiß, geht dann über zu Gelb (und Rot) hin zu Blau und Violett.

Die individuellen Farben spielen eine große Rolle in der subtilen Natur der Heilpflanzen. Blaue Blüten wie Bleiwurz beispielsweise drücken ein eher rezeptives Gefühl aus: Die gelben oder roten Blüten von der Gefleckten Gauklerblume oder Ulme sind dynamischer. Diese Polarität der Farbe kann mit der tiefblauen Dunkelheit des Alls verglichen werden, in dem das gelbe Sonnenlicht scheint. Dort, wo sich diese beiden Farben auf der Erdoberfläche begegnen, entstehen die grünen Blätter des Pflanzenreichs. Ebenso ist das Grün des Frühlings eine Begegnung der Dunkelheit des Winters mit dem Sommerlicht. Dies ist bezeichnend für die grünen Blüten-Essenzen wie der Einjährige Knäuel und die Waldtrespe, die im Zusammenhang mit Harmonie stehen, dem Gleichgewicht, das zwischen hell und dunkel, oben und unten liegt. Die Farbe jeder einzelnen Blüte hat daher einen Grund. Daher haben die Heilpflanzen gegen Angst eine dynamische Farbe, die eine helle Kraft widerspiegelt. Eine Ausnahme bildet die Graue Espe, obwohl Teile der Blüte als tiefrot betrachtet werden können, wenn man sie genauer untersucht.

Ebenso bedeutsam ist es, wie sich die Blüten in verschiedenen Stadien zwischen der Erde und dem Himmel darstellen. Einige Pflanzen drücken sich an den Erdboden (wie der Einjährige Knäuel), einige versuchen auf zerbrechlichen Stengeln Höhe zu gewinnen (wie die Waldtrespe), andere ragen auf mächtigen Stämmen und Zweigen hoch in den Himmel hinauf (wie zum Beispiel die Edelkastanie). In gleicher Weise besteht ein Unterschied zwischen den herabhängenden Kätzchen (Espe), der Blüte, die horizontal aus dem Stengel wächst (Zichorie) und dem aufrechten Blütenkopf, der seine Blütenblätter der Sonne entgegenstreckt (Goldiger Milchstern). Die Größe, Form und Farbe der Blüte, der Standort, der Boden, die Gemeinschaft mit anderen Pflanzen, die Blütezeit, all diese Dinge haben eine Bedeutung und können als mehr als reine Tatsachen physischer Information betrachtet werden. Diese Dinge zu beobachten, wird uns dazu verhelfen, die Blüten besser zu verstehen, mit denen wir arbeiten, und dies wird dazu beitragen, daß wir uns bewußter auf die gesamte Natur einstimmen. Wenn wir dann dahin gelangen, ein Heilmittel herzustellen (oder sogar nur einen Kopfsalat auszusuchen), werden wir sensibler, bewußter und wacher für das sein, was um uns herum geschieht.

Zum Gebrauch dieses Buches

Es ist ein wichtiger Teil der Funktion dieses Buches, daß es denjenigen die notwendige technische Information liefert, die selbst Heilmittel herstellen wollen. Aber an dieser Stelle können auch noch weitere Möglichkeiten angeführt werden, die von Nutzen sein können. Menschen, die ein Pendel benutzen, um ein geeignetes Heilmittel auszupendeln, können die Fotografien in diesem Buch zur Diagnose verwenden. Und dies wäre auch möglich, wenn man die Bilder ganz einfach betrachtet: Wir werden intuitiv von den Blüten angezogen, die eine Bedeutung für uns haben. Die Bilder sind dazu gedacht, das Gefühl der Heilpflanze wiederzugeben. Darüber hinaus dienen die Fotografien als Illustrationen, anhand derer wir der ursprünglichen Heilkraft der Blüte näherkommen können, wenn wir ein Heilmittel visuell auswählen. Die Fotografien könnten gleichermaßen zur Behandlung benutzt werden, da die Betrachtung des Bildes eine andere Möglichkeit der Einstimmung bietet. Wahrscheinlich sind die Fotos aber nicht so nutzbringend, wie wenn man hinausgeht, um die Pflanze oder den Baum selbst zu finden. Wenn man die Texte aus Dr. Edward Bachs ›The Twelve Healers‹ mit hinzuzieht, ist es möglich, das Buch für konventionellere Diagnosen zu verwenden. Die Affirmationen, die alle Bachs eigenen Schriften entnommen sind, liefern einen positiven Gedanken, der zur Meditation verwendet werden kann. Dies kann uns stärken, indem wir uns darauf konzentrieren, was wir werden wollen, auf den Zustand, auf den wir uns zu bewegen.

Von Vorteil ist, sich die Zeit zu nehmen, etwas über bestimmte Blüten zu erfahren, bevor man sich daran macht, ein Heilmittel herzustellen. Es ist ratsam, sich ein normales Lehrbuch über Pflanzen und Bäume zuzulegen (siehe Bibliographie Seite 256), das die allgemeinen Hinweise zur Identifizierung ergänzen kann, die in diesem Buch gegeben werden. Es ist außerordentlich wichtig, die Pflanzen richtig zu identifizieren, denn man macht sehr leicht Fehler. Diese Bitte um Genauigkeit wurde vom Informationsbüro der Königlichen Botanischen Gärten in Großbritannien vorgebracht. Das Büro wies auch darauf hin, daß, obwohl es viele Eichen und Buchen gibt, denen es nicht schaden wird, wenn ihnen ein paar Blüten fehlen, einige der Heilpflanzenarten sehr selten geworden sind. Es ist dem Geist von Bachs Werk und allem, für das es steht, entgegengesetzt, wenn wir gedankenlos Pflanzen und Blüten pflücken, die unseren Schutz und unsere Fürsorge brauchen. Dies ist offensichtlich und wir alle wissen es, aber es muß noch einmal in aller Deutlichkeit gesagt werden: Bitte pflücken Sie keine Blumen, wenn dadurch die Pflanzenkolonie geschwächt wird. Aus dem gleichen Grunde sollten wir das Buch immer mit zur Blüte nehmen anstatt umgekehrt. Es mag lästig sein, Bücher zur Identifizierung mit herumzuschleppen, wenn wir Blüten suchen, aber es gibt einige Heilpflanzen, die äußerste Sorgfalt erfordern, um zu gewährleisten, daß es sich tatsächlich um die Pflanzen handelt, die Dr. Bach ausgewählt hat. Für das Einstecken ist diese flexible Taschenbuchausgabe besonders geeignet.

Die Herstellung der Blüten-Essenzen

Wenn Dr. Bach eine Essenz herstellen wollte, bereitete er sich darauf vor, so daß er in einem rezeptiven und harmonischen Zustand war. Dann war er in der Lage, mit den Heilkräften der Natur zu arbeiten, die in dem Heilmittel kristallisiert werden sollten. Er nahm gewöhnlich ein Bad, trug saubere Kleidung, einen weißen Kittel und, so können wir vermuten, er bereitete sich geistig mit einer Meditation darauf vor. Eine Blüten-Essenz herzustellen, erfordert in jeder Hinsicht unser größtes Bemühen, in welcher Weise auch immer wir an den Prozeß herangehen wollen. Je mehr wir danach streben zu verstehen, was mit diesem Prozeß verbunden ist, um so besser werden wir erkennen können, was genau dafür richtig ist. Wenn wir bei einer früheren Gelegenheit einen Ort gefunden haben, wo die Pflanzen oder Bäume besonders gut wachsen, sollten wir einen schönen Tag auswählen, um das Heilmittel herzustellen und alles dafür bereitzustellen. Vielleicht brauchen wir eine Leiter für die Bäume, wenn die Blüten außerhalb unserer Reichweite sind, oder einen Spazierstock, um einen Zweig herunterzubiegen. Womöglich sind Baumscheren und andere Scheren oder irgendein anderes Schneidegerät erforderlich. Möglicherweise brauchen wir zum Pflücken auch die Erlaubnis des Grundstückseigners. Ob die Essenz nun mit Hilfe der Sonnen-Methode oder der Koch-Methode hergestellt wird, auf jeden Falle müssen die Kannen und Flaschen, Wasser und Branntwein vorbereitet werden, bevor wir beginnen.

Die Blüten

Es ist wichtig, einen Ort zu suchen, wo die Pflanzen natürlich wachsen. Wenn möglich, sollten sie wild wachsen, an einem Ort, wo sie nicht von Tieren oder Menschen gestört werden und wo die Erdkräfte stark und nicht von Straßen, Kraftwerken und ähnlichem verschmutzt werden. Es ist offensichtlich, daß viele der Heilpflanzen und Bäume nicht mehr unter denselben reinen und gesunden Bedingungen wachsen, die zu Bachs Zeiten herrschten. Es gibt physische und metaphysische Kräfte, welche die Natur und die Blumen geschwächt und zerstört haben. Wo das natürliche Gleichgewicht aufrechterhalten wurde, wird die Heilpflanze am stärksten sein. Bei denjenigen Bäumen und Sträuchern, die wahrscheinlich angepflanzt worden sind, wie die Rote Kastanie, Walnuß oder Bleiwurz, sollten wir einen Ort suchen, wo das Grundstück, der Bauernhof oder Garten mit Feingefühl gepflegt wird. Wenn Sie ein Heilmittel herstellen, verwenden Sie nur die Blüten, die voll aufgeblüht sind und wählen Sie Blüten von verschiedenen Pflanzen oder Bäumen am selben Standort. Stellen Sie absolut sicher, daß es sich um die richtige Blüte handelt.

Ausrüstung

Sie brauchen einen Kanne und einen Trichter, eine Glasschale oder einen Topf (je nachdem, welche Methode Sie verwenden) und eine Flasche, um die Essenz aufzubewahren. All diese Gegenstände müssen vollkommen sauber sein. Sie sollten sterilisiert werden, indem sie 20 Minuten lang in einem großen Topf ausgekocht, trockengewischt und in ein sauberes Tuch eingehüllt werden.

Eine Flasche des reinsten Wassers, das erhältlich ist, ist erforderlich (kein destilliertes Wasser) und eine bestimmte Menge reinen Branntweins, um die Essenz haltbar zu machen. Sie brauchen Filterpapier, um die Essenzen abzuseihen, die mit der Koch-Methode hergestellt werden.

Sonnen-Methode

Beginnen Sie mit der Herstellung der Essenz vor 9 Uhr morgens an einem klaren, freundlichen, sonnigen Tag, an dem keine Wolken am Himmel sind. Nehmen Sie eine dünne Glasschale von ungefähr 300 Milliliter oder ungefähr 0,5 Liter Inhalt (kein feuerfestes Glas) und füllen Sie sie mit reinem Wasser, vorzugsweise von einer Quelle am Ort. Pflücken Sie die Blüten von der Pflanze und legen Sie sie sofort ins Wasser. Es kann hilfreich sein, wenn jemand die Schale neben dem Stiel hält. Eine andere Möglichkeit besteht darin, die Blüten auf ein großes Blatt zu legen und darauf zu transportieren, um jeglichen Kontakt mit der Hand zu vermeiden. Die frisch gepflückten Blüten werden auf die mit Quellwasser gefüllte Schale gelegt. Wenn nötig, gießen Sie Wasser ab. Lassen Sie die Schale nun drei bis vier Stunden lang neben den Heilpflanzen in der Sonne stehen, oder auch weniger, wenn die Blüten Anzeichen von Verwelken zeigen. Wenn die Sonne während dieser Zeit von Wolken verdeckt wird, sollte die Essenz weggeschüttet werden. Sorgen Sie dafür, daß keine Schatten auf die Schale fallen, weder Ihr eigener noch der Schatten von Pflanzen oder Gräsern. Wenn die Blüten ihre Heilkraft an das Wasser abgegeben haben, sollten sie mit einem Zweig der Pflanze und nicht mit den Fingern aus der Schale geholt werden. Die Essenz wird dann in eine saubere, leere Flasche gefüllt, so daß die gleiche Menge reinen Branntweins zur Konservierung hinzugefügt werden kann. Am einfachsten ist es, die Brandy-Flasche selbst zu verwenden, da sie steril sein sollte, und den Branntwein halb und halb mit der Essenz zu mischen. Es liegt an Ihnen, welche Menge von der Essenz Sie konservieren wollen. Wenn das Heilmittel zubereitet worden ist, werden Sie dessen Vitalität spüren und feststellen, daß sich das Wasser in subtiler Weise verändert hat.

Die Koch-Methode

Stellen Sie die Essenz an einem klaren Tag her und pflücken Sie die Blüten vor 9 Uhr morgens. Verwenden Sie einen sauberen Emailtopf (vermeiden Sie Aluminium, rostfreier Edelstahl kann verwendet werden, aber Email ist am besten), und füllen Sie den Topf zu drei Viertel mit den Blüten und Stielen. Die Blütenstengel brauchen nicht länger als 15 cm zu sein, abhängig von der Größe des Topfes. Legen Sie den Deckel auf den Topf und gehen Sie mit dem Topf unverzüglich nach Hause. Dann bedecken Sie die Blüten und Zweige mit ungefähr 1 Liter reinem Wasser und stellen den Topf ohne Deckel auf den Herd.

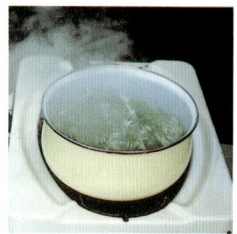

Lassen Sie das Ganze 30 Minuten lang sieden, wobei Sie einen Zweig der Pflanze benutzen, um die Blüten nach unten zu drücken, wenn dies notwendig ist. Wenn die Zeit um ist, legen Sie wieder den Deckel auf den Topf und stellen ihn zur Seite, damit er abkühlen kann. Wenn die Flüssigkeit abgekühlt ist, sollten Sie die Essenz abseihen. Es kann nützlich sein, als erstes die Zweige zu entfernen, wobei Sie wieder einen Zweig der Pflanze und nicht die Finger benutzen. Nachdem Sie die Flüssigkeit durchgefiltert haben, gießen Sie die Essenz in eine Flasche und füllen die andere Hälfte mit Brandy auf. Die Koch-Methode ergibt eine große Menge Essenz und es ist nicht notwendig, daß die ganze Menge konserviert wird. Es ist interessant, ein

Glas der unverdünnten Essenz zu kosten. Der Topf muß gründlich gereinigt und dann mit den anderen Utensilien ausgekocht werden. Danach bewahren Sie ihn für den weiteren Gebrauch auf.

Essenz, Vorrat, Medizin

Wenn die Essenz hergestellt und abgefüllt worden ist, sollten Sie die Flaschen mit Etiketten versehen. Vorausgesetzt, Sie halten physische und metaphysische Störungen von der Essenz fern, wird sie ihre Wirksamkeit behalten. Den Vorrat stellen Sie her, indem Sie zwei Tropfen der Essenz in eine kleine (30 ml) Flasche mit reinem Brandy füllen. Aus solchen Vorratsflaschen können Sie Heilmittelkombinationen herstellen, indem Sie zwei Tropfen aus jeder Vorratsflasche in eine kleine Flasche Wasser oder Brandy geben. Die Dosierung sind vier Tropfen von dieser Mischung viermal am Tag. Alternativ können Sie zwei Tropfen aus der Vorratsflasche in ein Glas Wasser geben und dies schlückchenweise trinken.

Eine kleine Schale Essenz, die mit der Sonnenmethode hergestellt wurde, ergibt einen Heilmittelvorrat, der für Tausende von Menschen reicht: Eine kleine Glasschale mit einem Inhalt von 300 ml enthält ungefähr 3600 Tropfen. Zusammen mit dem Brandy ergibt dies 7200 Tropfen von der Essenz. Man braucht zwei Tropfen der Essenz, um eine 30 ml Vorratsflasche mit Brandy zu potenzieren. Daher kann man mit der Essenz ungefähr 3600 Vorratsflaschen herstellen. Jede 30 ml Vorratsflasche ergibt wiederum 180 Flaschen des Heilmittels. Daher könnten wir über eine halbe Million Flaschen mit der vollen Wirksamkeit des Heilmittels aus der einen, ziemlich kleinen Schale Blüten-Essenz erhalten (wobei jede Flasche für eine Person drei Wochen lang reicht). Dies ist wirklich billige Medizin.

Die 38 Heiler

DANKSAGUNGEN

Unser aufrichtiger Dank gilt den Menschen, die zur Entstehung dieses Buches beigetragen und seine Veröffentlichung möglich gemacht haben. Viele unserer Freunde und Familienmitglieder haben uns ermutigt und mit ihrem Rat unterstützt, und wir sind Herrn und Frau P. N. Barnard besonders dankbar. Pam Bailey, Glenn Storhaug und Ron St. John halfen uns bei der Bearbeitung des Manuskripts. Nickie Murray sowie auch Elizabeth und David Beale gaben uns einige wichtige Hinweise, wo die Pflanzen zu finden sind. Die Familie Haigh und unsere eigenen Kinder halfen uns auch dabei, die Blumen zu suchen. Michelle Challifour beriet uns bei den Bildern. Das Foto auf Seite 39 stammt von Malcolm Murray, das Foto auf Seite 89 ist der fotografischen Gartenbausammlung von Harry Smith entnommen, Seite 93 der A − Z-Collection, die Fotografie auf Seite 231 stammt von Erik Pelham − ihnen allen sind wir zu Dank verpflichtet.

ANMERKUNG

Alle Referenzen auf die Schriften von Bach sind im Text als Seitenzahlen aus den ›Collected Writings of Edward Bach‹ angegeben, herausgegeben von Bach Educational Programme, 1987. Die Fußnoten sind wie folgt angegeben: [C. W., 00]. Die ›Indikationen‹ sind der Originalausgabe ›The Twelve Healers and Other Remedies‹ entnommen und sind mit folgender Quellenangabe versehen: [Twelve Healers].

AGRIMONY

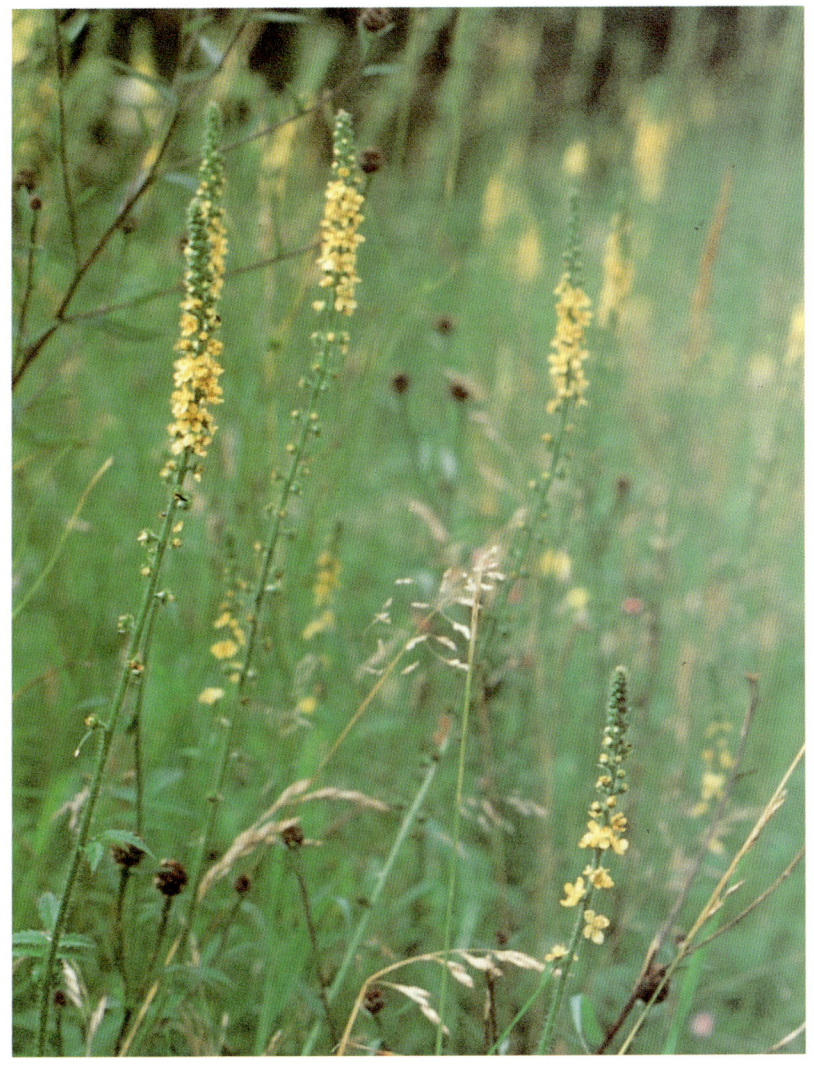

Affirmation

Die Lektion dieser Pflanze ist, Sie zu befähigen, in Gegenwart aller Prüfungen und Schwierigkeiten Frieden zu bewahren, bis keiner mehr die Macht hat, Sie aus der Ruhe zu bringen.

(C. W., 105)

Indikation

Für die jovialen, fröhlichen und humorvollen Menschen, die den Frieden über alles lieben und bei Meinungsverschiedenheiten oder Streit aus der Ruhe gebracht werden. Um dies zu vermeiden, sind sie bereit, viel aufzugeben.

Im allgemeinen verbergen sie ihre Schwierigkeiten sowie ihre innere und äußere Rastlosigkeit hinter einer Maske von Humor und Witz und sind deswegen sehr beliebt. Doch greifen sie oft im Übermaß zu Alkohol oder Drogen, um sich zu stimulieren und sich so mit Fröhlichkeit über ihre Schwierigkeiten hinwegzuhelfen.

(Twelve Healers)

Odermennig

Agrimonia eupatoria

Odermennig war einer der ursprünglichen zwölf Heiler, die Dr. Bach im Sommer 1930 fand, als er sich in Norfolk aufhielt. Diese Blüte beruhigt diejenigen, die innerlich ängstlich und aufgewühlt sind, dies nach außen hin jedoch überspielen. Traditionell ist Odermennig ein Lebermittel und wird besonders in Frankreich immer noch als Tonikum verwendet. Die Leber ist der Sitz der Emotion und dieses Heilmittel klärt unterdrückte und gehemmte Emotionen und verleiht Ruhe und Frieden. Odermennig verhilft uns darüber hinaus dazu, aus Erfahrungen (oftmals schmerzlichen) zu lernen und sie zu integrieren, die ansonsten in den Tiefen unserer Seele verborgen bleiben, während wir versuchen, uns nur an der Oberfläche des Lebens zu bewegen. Diese Heilpflanze verhilft zu wahrer Tiefe und einer tiefgründigen Perspektive, zu Einsicht und Akzeptanz der wechselnden Quali-

täten und Ausdrucksformen unseres Gefühlslebens.

Bach beschreibt »diese wundervolle Pflanze Odermennig ... mit ihrer kirchenähnlichen Spitze und Samen wie Glocken, die zu dem inneren Frieden verhilft, der allumfassendes Verständnis bringt« (C. W., 105). Im Volksmund wird Odermennig auch ›Kirchturm‹ genannt – und wie der Kirchturm ragt er in

Die ganze Pflanze

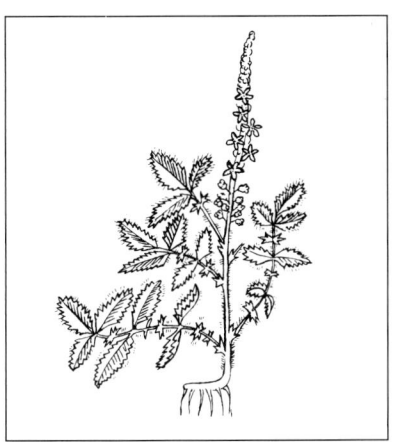

eine höhere Dimension, in die er aus einer kleinen Rosette von Blättern am Boden geradewegs senkrecht nach oben wächst. Sein Wachstumsverhalten spiegelt seine Natur wider: Der einzige Lebenssinn, den sogar eine Blume haben kann, besteht darin, geradewegs in die Quelle des Lebens hineinzuwachsen. Mit seinen tiefen, tentakelartigen Wurzeln und seiner einzigen Blütenspitze zeugt der Odermennig von der einen Richtung des Wachstums, die Frieden bringen und Konflikte lösen kann.

Standort

Odermennig ist eine winterharte Pflanze, die an Hecken und Wegrändern, auf Wiesen und Ödland zu finden ist. Oftmals wächst er auf Kalk, wo wegen der dünnen Erdschicht kürzeres Gras wächst und er deshalb weniger Konkurrenz hat. Er verträgt keinen sauren Boden und nur wenig Schatten.

Identifikation

Es dürfte nicht schwer fallen, Odermennig zu finden, weil seine Spitze mit gelben Blüten (eine Traube) über die Gräser in seiner Umgebung herausragt. Junge Pflanzen haben einen einzigen spitzzulaufenden Stiel von 30 bis 50 cm Höhe, während ein ausgewachsenes Exemplar beinahe 1 m hoch wird und einige abzweigende Stiele hat. An dem sich verjüngenden Blütenstiel öffnen sich die Knospen vom Boden aus nach oben und enthüllen fünfblättrige gelbe Blüten von 5 bis 8 mm auf kurzen Stielen. Die unteren Blüten entwickeln sich zu Früchten, während die oberen immer noch knospen. Die blühende Spitze der Pflanze läßt oftmals ein wenig den Kopf hängen. Die Früchte haben kleine Widerhaken, die im Fell von Tieren oder den Kleidern von Vorbeigehenden hängenbleiben.

Die Blätter ähneln denjenigen einiger anderer Pflanzen, die gefiedert sind (unterteilt in Paare von kleinen Blättchen, die um einen Stengel in der Mitte angeordnet sind) und dunkelgrün. Im Frühling ähneln sie den Blättern des Mädesüß, aber diese sind glatt, während der Stiel und die Blätter des Odermennig behaart sind.

Eine mögliche Ähnlichkeit könnte man mit der Königskerze finden, die auch eine Blütenspitze mit gelben, fünfblättrigen Blüten hat, aber die Königskerze ist größer, die Blätter sind einzeln, oval und spitz.

Eine verwandte Abart des Odermennig ist *Agrimonia odorata* (oder *Agrimonia procera*), der größer ist und stärker duftet. Nicht alle Autoritäten stimmen dieser Unterabteilung zu, was für uns belanglos ist.

Blütezeit

Von Juni bis August. Odermennig ist eine Blume des Hochsommers.

Herstellung

Die Essenz des Odermennig wird mit der Sonnen-Methode (siehe Seite 25) hergestellt. Suchen Sie die Blüten von verschiedenen Pflanzen, die voll aufgeblüht sind. Schneiden Sie die Stiele über verwelkten Blüten oder Knospen ab und achten Sie darauf, daß an der Blütenspitze nicht zu viele Knospen sind. Am besten sammeln Sie die Blüten

Ausschnitt der Blüten

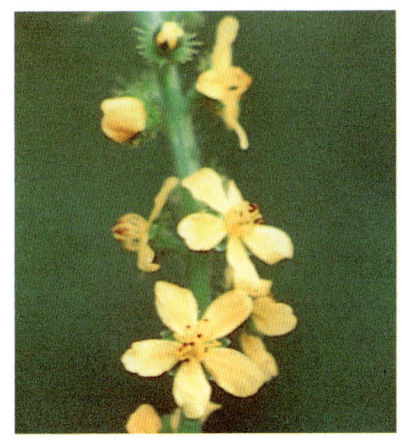

von jungen Pflanzen sehr früh im Jahr. Entfernen Sie keine einzelnen Blüten, sondern legen Sie die blühenden Stiele in die Schale. Suchen Sie einen Ort, wo viele Pflanzen auf einmal wachsen und stellen Sie die Schale in ihre Mitte, aber dort, wo kein Schatten auf die Oberfläche der Schale fällt.

ASPEN

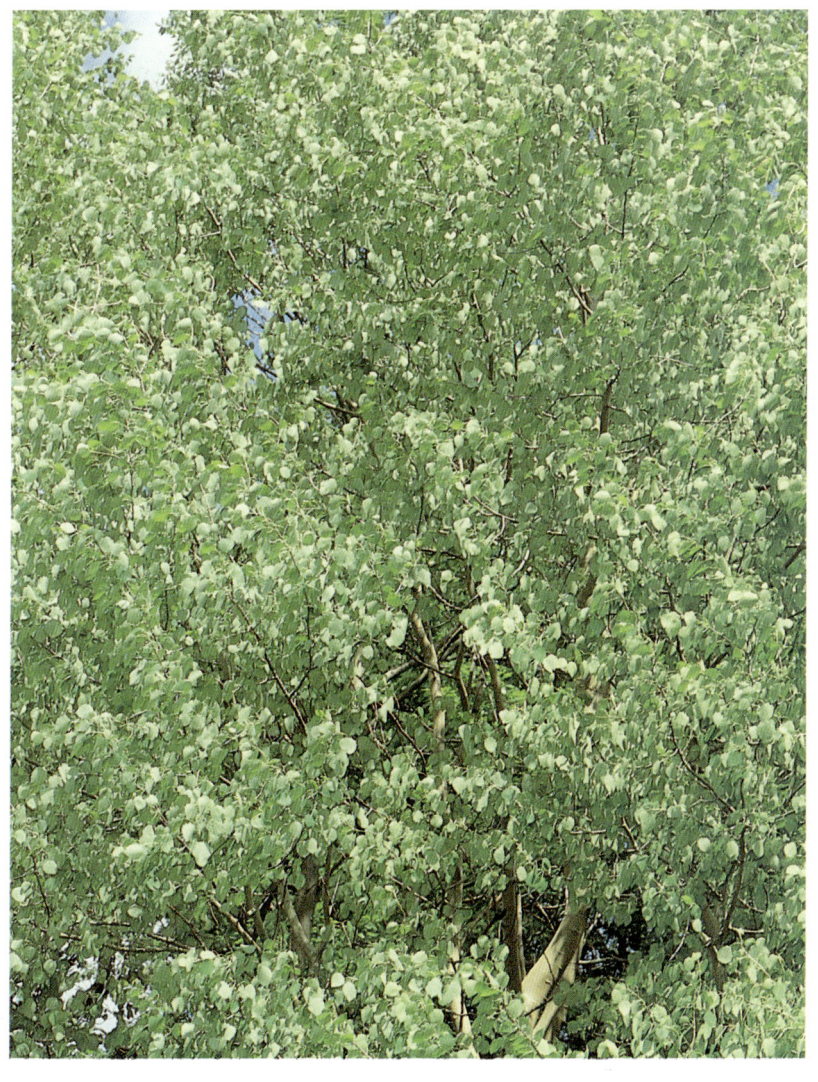

Affirmation

Die Entwicklung der Liebe verhilft uns zu der Erkenntnis der Einheit, der Wahrheit, daß jeder einzelne von uns Teil der einen, großen Schöpfung ist.

Die Ursache aller unserer Schwierigkeiten ist das Ego und die Getrenntheit, und diese lösen sich auf, sobald Liebe und das Wissen um die große Einheit zu einem Teil unserer Natur werden.
(C. W., 155)

Indikation

Bei vagen, unbekannten Ängsten, für die man keine Erklärung und keine Begründung findet.

Dennoch hat der Patient Angst, daß etwas Schreckliches passieren könnte, von dem er nicht weiß, was es ist.

Diese vagen, unerklärlichen Ängste können ihn Tag und Nacht verfolgen.

Die Betroffenen scheuen sich oftmals, anderen ihre Probleme mitzuteilen.
(Twelve Healers)

Espe

Populus tremula

Die Espe zittert. Sogar an windstillen Tagen, wenn kaum ein Windhauch weht, beben die Blätter, so als ob irgendeine heimliche Angst den Baum erschauern läßt. Warum? Ein Grund dafür könnten die abgeflachten Blattstiele sein. In der christlichen Überlieferung heißt es, daß die Espe der Baum war, aus dem das Kreuz für die Kreuzigung gemacht wurde, und daher zittert der Baum bei dieser Erinnerung vor Angst. Zu Bach sprach der Baum von seiner Natur und gibt das Bild einer verborgenen, unbekannten Angst ab. Dies ist der Seelenzustand für Espe. Bach beschreibt ihn als eine Angst vor »vagen, unerklärbaren Dingen. So als ob etwas Bedrohliches geschehen würde, ohne daß man eine Vorstellung hat, was dies sein könnte« (C. W., 8). Die Blüten-Essenz der Espe bringt Vertrauen und Mut, der diese Angst beruhigt und der aufgewühlten Seele Frieden schenkt. Es ist ein Gemütszustand, von dem Bach sagt, daß er Menschen besonders dann überkommt, wenn sie auf dem Weg sind, »auf unserer Reise durch die Welt etwas Gutes tun zu wollen« (C. W., 23). Vielleicht haben wir zwar den Mut, physische Ängste zu überwinden, aber sowie wir ver-

Kätzchen (a) weiblich,
(b) männlich; (c) rundes Blatt,
(d) Umriß des Baums

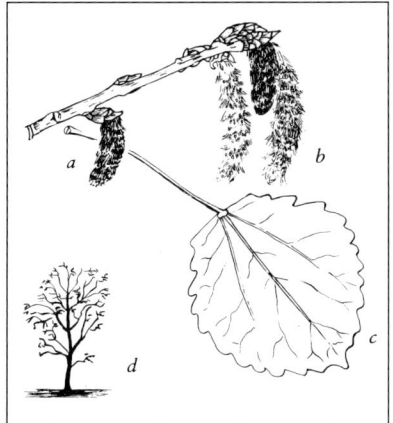

37

suchen, mehr nach den Moralge-
setzen der inneren Welt zu leben,
um so eher begegnen wir den
Ängsten, die auch aus dieser
Welt stammen.

Der Baum gehört zu den
zweiten 19 Heilpflanzen der 38
Heiler, die Bach entdeckte. Er
fand sie alle im Jahre 1935 in der
Gegend um Sotwell, wo er wohn-
te. Da die Espe in den ersten, kal-
ten, nebligen Frühlingstagen zu
blühen beginnt, ist sie eines der
ersten Heilmittel im Kreislauf
des Jahres. Im Juli 1935 schrieb
Bach, daß »kein Zweifel daran
besteht, daß diese neuen Heilmittel auf einer anderen Ebene als
der bisherigen wirken. Sie sind
spiritueller und verhelfen uns
dazu, das innere, höhere Selbst in
jedem von uns zu entwickeln, das
die Macht besitzt, alle Ängste,
Schwierigkeiten, Sorgen und
Krankheiten zu überwinden«(C.
W., 23). Die Espe bringt einige
der Kräfte auf die Erde, die in
der Zukunft bei jedem von uns
vorhanden sind, ohne daß wir es
allerdings wissen. Wir fühlen
diese Kräfte angesichts des Todes
und dem, was jenseits dieser irdi-
schen Realität liegt, im Ange-
sicht einer Realität jenseits unserer normalen Sinne.

Standort

Die Espe ist überall auf kargen
Böden, in Auewäldern und
sumpfigen Waldgebieten zu finden, mehr im Norden und We-
sten, da sie eine ursprüngliche
Spezies ist. Ihre Tendenz, Wur-
zelschößlinge zu bilden, erzeugt
kleine Dickichte.

Identifikation

Die Espe ist ein kleiner Baum (bis
zu ungefähr 15 m Höhe), der
sehr zart gewachsen ist, anders
als die große Schwarzpappel, mit
der sie verwandt ist. Die grauen
Kätzchen wachsen vor den Blättern aus dem Stiel. Andere Pappeln weisen mehr Rot in den Blüten auf, obwohl die Graue Pap-

pel (die eine Kreuzung zwischen der Weißen Pappel und der Espe sein könnte) sehr ähnlich ist. Die Graue Pappel (*Populus canescans*) ist jedoch ein größerer Baum (30 m) mit gelappten Blättern. Männliche und weibliche Espenblüten befinden sich an ein- und denselbem Baum. Die männlichen Blüten sind grau und haben rote Staubbeutel, die, wenn sie voll aufgeblüht sind, voller gelber Pollen sind, einige davon sind 5 bis 10 cm lang. Die weiblichen Blüten sind kleiner und grün-grau. Im Mai werden diese Samen abgeworfen und wie andere Pappelsamen vom Wind weggeweht. Die Rinde ist glatt und von einem schimmernden, silbrigen Grün, die Zweige sind biegsam und die Winterknospen hellbraun. Die Blätter haben einen abgeflachten Stiel (der das Zittern bewirkt) und sind glatt und unbehaart, haben eine runde Form und gezackte Ränder. Andere Pappeln haben entweder weißliche Wolle an der Unterseite des Blattes (*Populus canescans*) oder ein gleichmäßig gezacktes Blatt (*Populus tremoloides*). Es wird Ihnen leichterfallen, die Espe im Sommer zu identifizieren: Untersuchen Sie die Blätter.

Blütezeit

Von Februar bis Anfang April.

Blühende Zweige

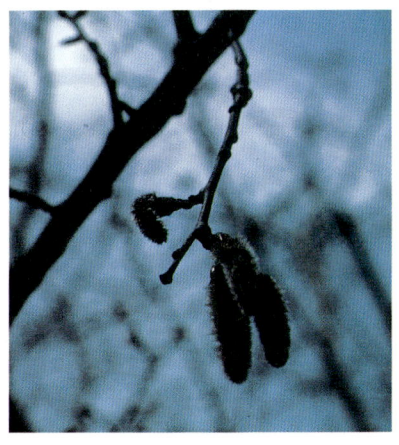

Herstellung

Die Espen-Essenz wird mit der Koch-Methode hergestellt (siehe Seite 26). Dabei werden sowohl männliche als auch weibliche Blüten verwendet.

Sammeln Sie die Blüten von verschiedenen Bäumen, dort wo die Espen in einem Dickicht wachsen. Schneiden Sie Zweige von ungefähr 15 cm Länge zusammen mit Blattknospen und Blütentrauben ab.

BEECH

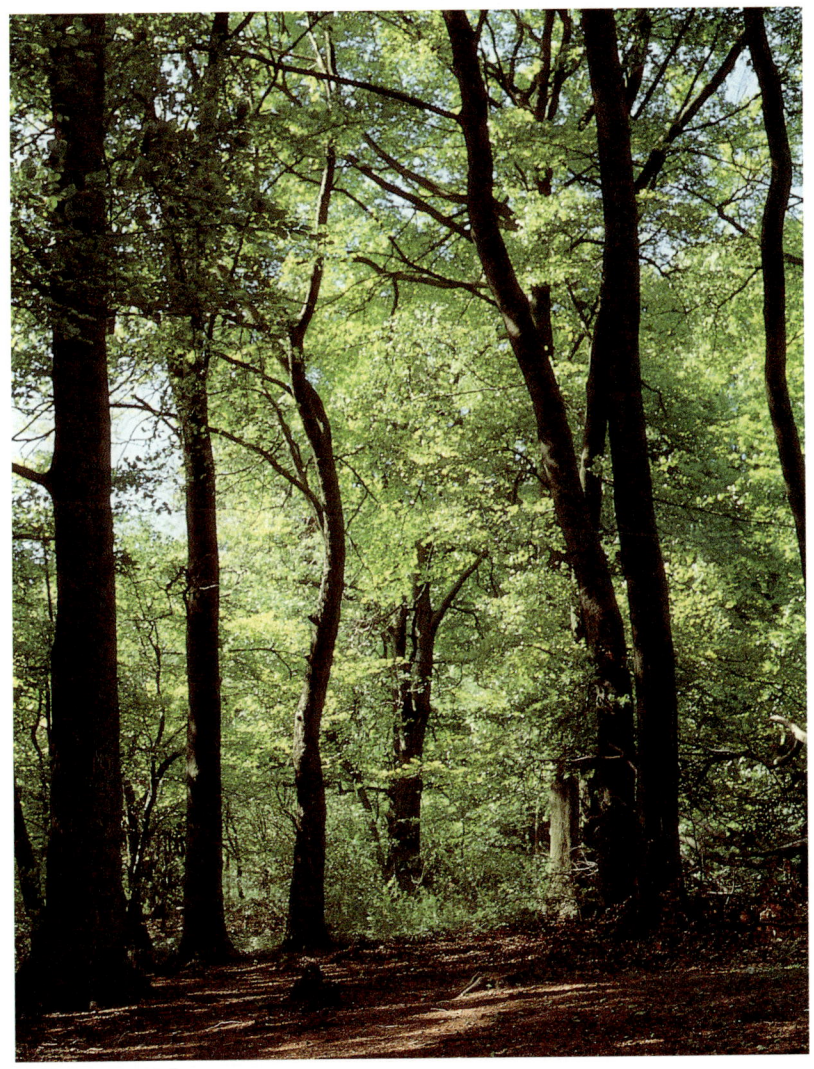

Affirmation

Wir wollen die Gedanken, Meinungen und Vorstellungen anderer niemals kritisieren oder verurteilen. Stets wollen wir daran denken, daß alle Menschen Kinder Gottes sind und jeder einzelne in seiner eigenen Weise danach strebt, die Herrlichkeit seines Vaters zu finden.

(C. W., 32)

Indikation

Für diejenigen, die das Bedürfnis verspüren, in allem, was sie umgibt, vermehrt das Gute und Schöne zu erkennen. Und, obwohl vieles falsch zu sein scheint, wollen sie die Fähigkeit besitzen, das Gute im Inneren heranwachsen zu sehen. Sie streben danach, toleranter und nachsichtiger zu werden und mehr Verständnis für die unterschiedlichen Wege zu zeigen, auf denen jeder einzelne und alle Dinge sich zu ihrer endgültigen Vollkommenheit entwickeln.

(Twelve Healers)

Buche

Fagus sylvatica

Was könnte schöner sein, als ein Buchenwald im Frühling, durch dessen Blätter die Sonne scheint? Was ist schöner als die Herbstfarben der Buchen auf den Chiltern Hills? Diese eleganten Wälder lieferten Bach ein Heilmittel für einen Gemütszustand, der kritisch, intolerant und krittelnd ist. Es stimmt, daß die Buche ein erhabener und fast vollkommener Baum ist. Er hat eine glatte Rinde mit einer groben Maserung und ist aus ebenmäßigem Holz, das zu edlem Furnier aufpoliert werden kann. Die jungen Blätter sind mit zarten Härchen bedeckt und in winzige Falten gelegt, von reinstem, blassem, durchsichtigem Grün, ein Wunder der Präzision und Feinheit. Ebenso der Geist, der nur den krummen Saum, einen Schmutzfleck und die Unvollkommenheiten des Lebens sieht: Auch er ist präzise und ausgesprochen verfeinert. Aber wie die Buche bringt eine zu starke Verfeinerung eine kritische und intolerante Geisteshaltung hervor, wenn sie sich negativ entwickelt. In den Buchenwäldern werden keine anderen Bäume oder Sträucher geduldet. Sie werden von einem Teppich toter Blätter und dem dichten Baldachin der Baumkronen ausgeschlossen, die nur wenig Regen oder Licht durchlassen. Wenn Buchen erst

Blüten (a) weiblich, (b) männlich

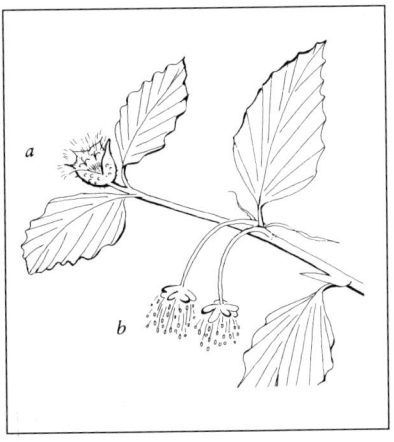

43

einmal die Herrschaft erlangt haben, sind sie die alleinigen Herrscher.

Der kritische Geist findet Fehler bei anderen, um sich selbst zu schützen. Intoleranz dient dazu, ein Gefühl der Sicherheit zu erlangen. In Buchenwäldern sind die Bäume tatsächlich schwach und nur in der Erdoberfläche verwurzelt. Wenn sie durch Holzausschlag ungeschützt stehen, werden sie vom Sturm entwurzelt. Der Seelenzustand der Buche verrät eine Lebensangst sowie ein Gefühl der Überlegenheit. Die positive Qualität, die dieser Baum verleihen kann, ist daher eine Vision von Schönheit, die Schönheit in anderen erkennen kann, eine Möglichkeit, die Reinheit in allen Dingen wahrzunehmen, eine liebende Akzeptanz des Lebens mit all seinen Unvollkommenheiten und verknitterten Realitäten. In diesem positiven Zustand können wir erkennen, daß es andere Verhaltensmaßstäbe als unsere eigenen gibt, die dieselbe Gültigkeit besitzen und die auch ebenso berechtigt sind.

Jedes Lebewesen entwickelt sich seiner eigenen Natur gemäß hin zur Vollkommenheit. Doch nicht alle Bäume müssen so wachsen wie die Buche, Gott sei Dank!

Standort

Buchen findet man in ganz Deutschland. Sie wachsen auf den verschiedensten Böden. Sie sind besonders charakteristisch für Kalklandschaften, wobei sie gut bewässerte Gegenden bevorzugen.

Identifikation

Die Buche ist in Großbritannien beheimatet und wird über 30 m hoch. Sie hat eine glatte, graue Rinde. In Wäldern haben sie oft keine niedrigen Zweige, obwohl einzelstehende Bäume zu einer vollkommenen und harmonischen Form heranwachsen, wobei die Zweige überall Blätter ansetzen, wo Licht einfällt. Die Knospen der Blätter sind lang und schlank und befinden sich an sich gegenüberliegenden Zweigen. Die Blüten bilden sich schon bald, nachdem sich die Blätter geöffnet haben. Weibliche und männliche Blüten befinden sich am selben Baum. Die weiblichen Blüten reifen einige Tage vor den männlichen aus, um eine Kreuzbefruchtung von einem benachbarten Baum sicherzustellen. Sie sehen aus wie eine rötliche Krone auf einem stacheligen ›Mast‹, die dann später hart wird, um die Buchecker zu schützen.

Die männlichen Blüten hängen unter dem Zweig an zarten Stielen wie eine Traube von Ohrringen. Sie schwingen im Wind hin und her und geben auf diese Weise die Pollen frei. Die Kupferbuche und Trauerbuche sind beides Züchtungen aus *Fagus sylvatica* und sind nicht ihre ursprüngliche Form.

Blütezeit

April und Mai, bald nachdem sich die Blätter geöffnet haben. Die reifen männlichen Blüten öffnen sich als flaumige Bälle.

Herstellung

Die Buchen-Essenz wird mit der Koch-Methode hergestellt (siehe Seite 26). Suchen Sie einen Ort

Ein blühender Zweig

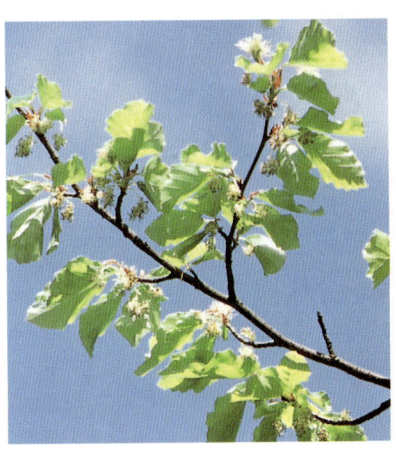

45

am Waldrand, wo die Äste erreichbar sind, und sammeln Sie Blüten von verschiedenen Bäumen. Es werden sowohl männliche als auch weibliche Blüten verwendet.

Die weiblichen Blüten befinden sich meistens an den Spitzen der Zweige. Schneiden Sie die Zweige in einer Länge von ungefähr 15 cm, damit sie in den Topf passen.

CENTAURY

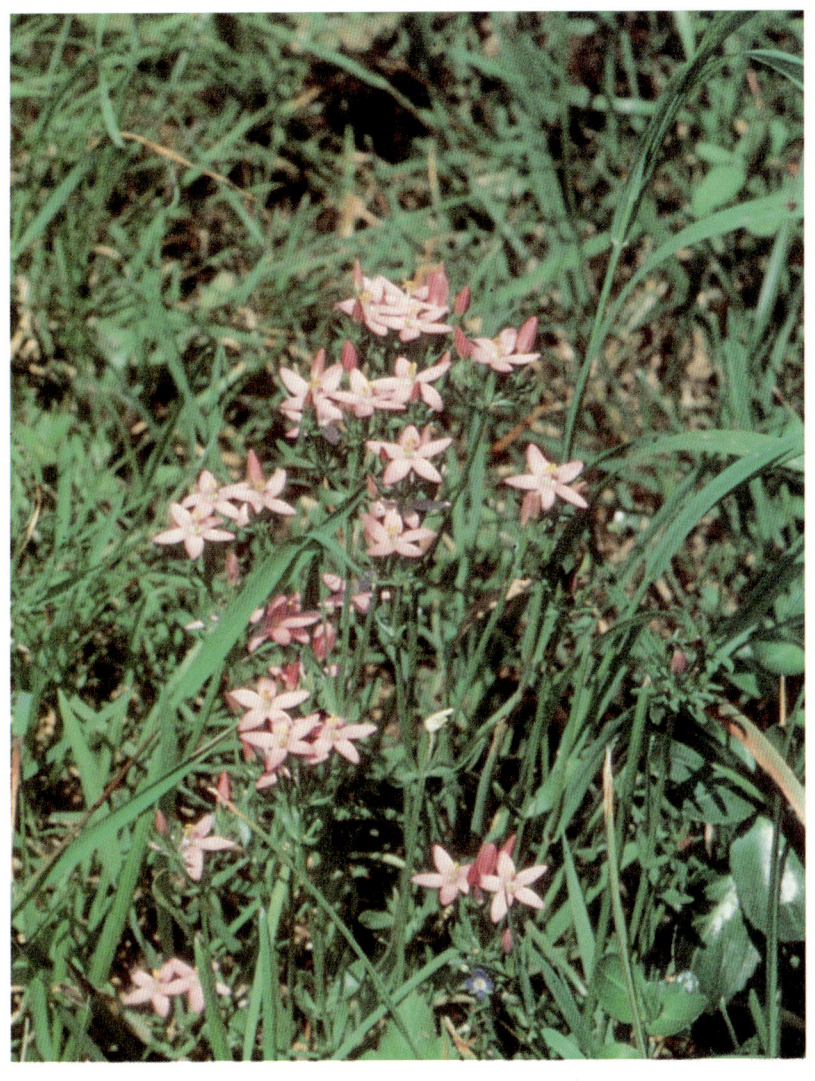

Affirmation

Tausendgüldenkraut, das auf unseren Wiesen wächst, wird Dir dazu verhelfen, Dein wahres Selbst zu finden, so daß Du zu einem aktiven, positiven Arbeiter werden kannst, anstatt ein passiv Handelnder zu bleiben. (C. W., 106)

Indikation

Für die gutmütigen, stillen und sanftmütigeren Menschen, die überängstlich darauf bedacht sind, anderen zu dienen. Sie überschätzen bei all ihren Bemühungen ihre eigene Kraft.

Sie sind so besessen von dem Wunsch zu dienen, daß sie mehr zu Sklaven als zu willigen Helfern werden. Ihre Gutmütigkeit führt dazu, daß sie mehr leisten, als sie müßten. Dabei laufen sie Gefahr, ihre eigene Lebensaufgabe zu vernachlässigen. (Twelve Healers)

Tausendgüldenkraut

Centaurium erythea

Sanftmut wird als eine Tugend betrachtet. Demütig, sanft und friedlich zu sein wird oftmals für lobenswert gehalten, und hinnehmen und dulden wird als gute Eigenschaft bezeichnet – wie Paulus den frühen Christen von Kolossos lehrte: »Als die Auserwählten Gottes, heilig und geliebt, zeigt Mitgefühl, Güte, Demut, Sanftmut und Geduld...« Doch obwohl man Bescheidenheit dem Stolz vorziehen mag, gibt es Zeiten, wo die Demut zu weit gehen kann und statt einer Manifestation wahrer Seelenentwicklung zu einem Signal von Schwäche und mangelnder Zielstrebigkeit werden kann. Ein Sklave kann unterwürfig sein und den Ruf nach Freiheit überhören. Der Tyrann wird nur deshalb mächtig, weil sich die Schwachen nicht verteidigen. Da dieses Verhalten eine ursprüngliche menschliche Erfahrung ist, wird es unter den zwölf Heilern von der Pflanze repräsentiert, die Bach als kraftspendend betrachtete: Tausendgüldenkraut. Mit seiner bescheidenen, unaufdringlichen Schönheit verleiht es den übertrieben Demütigen und Schwachen zielgerichtete Klarheit.

Das Tausendgüldenkraut wächst am besten dort, wo viele andere Blumen keinen Fuß fassen können, nämlich auf trocke-

Struktur der Pflanze

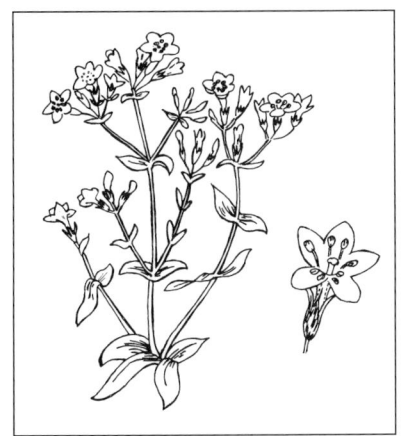

nen, dünnen Böden. Seine blaß-grünen Blätter und zartrosa Blüten sind unvergleichlich. Bei flüchtiger Betrachtung erscheinen sie eher unbedeutend und man übersieht sie leicht inmitten der Gräser. Aber wenn man noch einmal hinsieht, erscheinen die Blüten des Tausendgüldenkrauts wie leuchtende Sterne von strahlendem Glanz. Die Schwingung ihrer zarten Farbe läßt andere Pflanzen roh aussehen, die schlichte Vollkommenheit der winzigen Blümchen erinnert an eine andere Welt von zarter Feinheit. Das Tausendgüldenkraut ist weder feenhaft, noch schwach, sondern stark, klar und hell. Bach erwartete nicht, daß der Diener zum Herr wird, noch daß die Unterdrückten zu Tyrannen werden: Diese Blume ist nicht dazu gedacht, das Gegenteil herzustellen, sondern vielmehr eine wirkliche Kraft der Individualität. Daraus kann wahres Mitgefühl entstehen, aus dem wahre Anteilnahme erwächst und man eine Bereitschaft zu helfen entwickelt, ohne sich selbst im Dienst am Nächsten zu verlieren — dies ist ein Dienst der Liebe unter Gleichberechtigten.

Standort

Tausendgüldenkraut wächst im offenen Grasland. Es bevorzugt trockene Böden, manchmal Sand. Häufig wächst es auf Kalkböden, aber nicht auf sauren Böden. Die Pflanze verträgt keinen Schatten.

Identifikation

Tausendgüldenkraut gehört zur Familie des Enzians, von denen es in der ganzen Welt einige hundert Arten gibt. Es gibt ungefähr ein halbes Dutzend verschiedene Arten von Tausendgüldenkraut, die alle einjährig sind. Das Gemeine Tausendgüldenkraut (*Centaurium erythea* oder *Centaurium umbellatum*), das in unserem Fall verwendet wird, läßt sich leicht von anderen Arten unterscheiden. In einer Höhe von 5 bis 50 cm wächst es aus einer Blattrosette auf einem aufrechten grünen Stiel nach oben. An den abzweigenden Stielen befinden sich einige kleine, elliptische Blätter, die gerippt und glatt sind, keine Stiele haben und in entgegengesetzten Paaren aus dem Stiel herauswachsen. Die zartrosa Blüten sind fünfblättrig und in Trauben angeordnet (Dolden). Jede Blüte öffnet sich im warmen Sonnenschein vor Mittag einzeln und schließt sich gegen Abend wieder. Andere Arten wie zum Beispiel *Centaurium pulchellum* haben keine untere Blattrosette, sind von einem dunkleren Rosa und ihre Blüten haben eigene Stiele. Ein gutes Nachschlagewerk für Pflanzen wird Ihnen Hinweise zur genauen Identifizierung geben.

Blütezeit

Von Juni bis September.

Herstellung

Die Essenz des Tausendgüldenkrauts wird mit der Sonnen-Methode hergestellt (siehe Seite 25). Suchen Sie einen Ort, wo eine kräftige Kolonie wächst und stellen Sie die Schale in deren Mitte. Sammeln Sie nur geöffnete Blüten, mit denen Sie dann die Wasseroberfläche vollständig bedecken.

Ausschnitt der Blüten

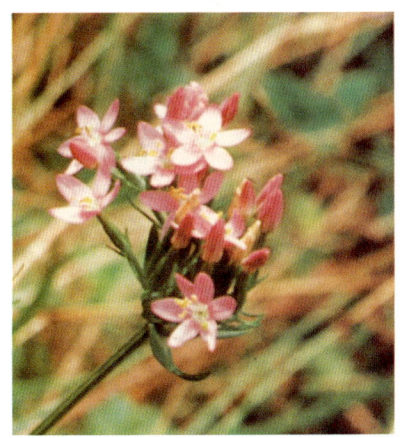

51

CERATO

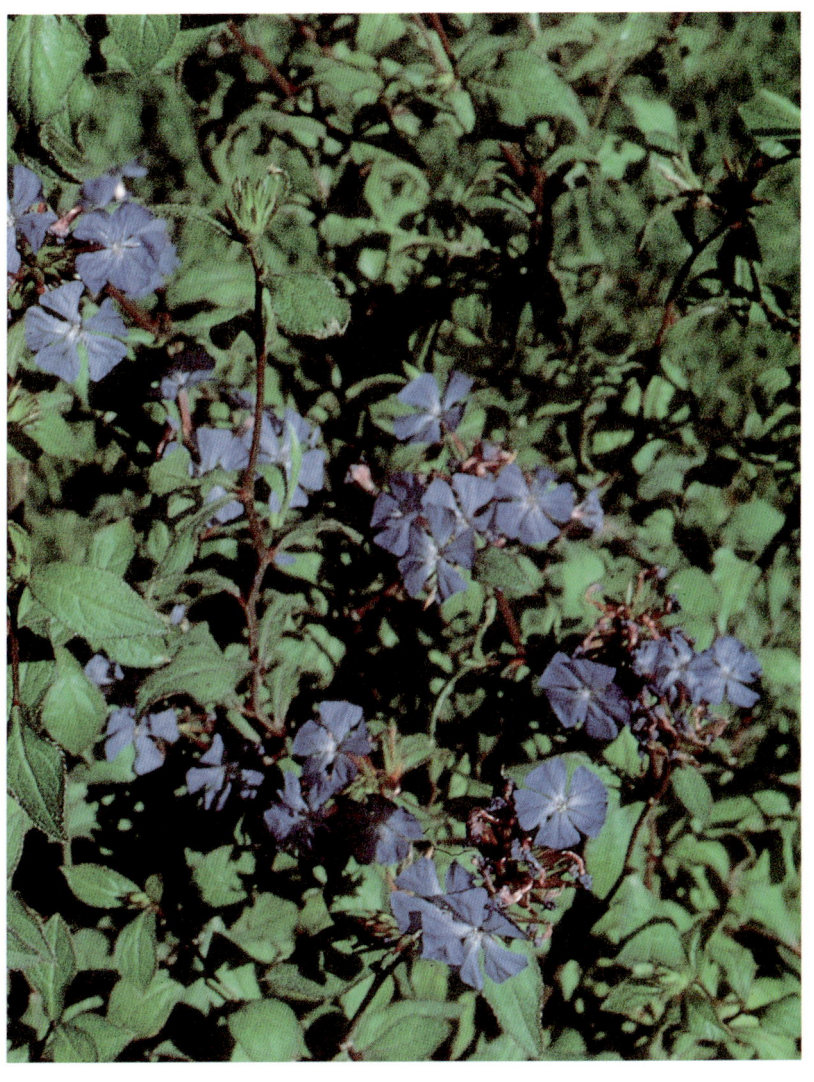

Affirmation

Bleiwurz wird uns dazu verhelfen, zu unserer Individualität und unserer eigenen Persönlichkeit zu finden und uns in die Lage versetzen, frei von äußeren Einflüssen die große Gabe der Weisheit, die wir besitzen, zum Nutzen der Menschheit einzusetzen.

(C. W., 108)

Indikation

Für diejenigen, die nicht genügend Selbstvertrauen haben, um ihre eigenen Entscheidungen zu treffen.

Sie fragen ständig andere um Rat und sind deshalb oftmals falsch beraten.

(Twelve Healers)

Bleiwurz

Ceratostigma willmottiana

An die Betrachtung dieser Pflanze gehen wir mit etwas Unsicherheit heran. Zum ersten Mal wurde sie im Jahre 1908 aus Westchina nach Großbritannien gebracht und, anders als andere importierte Arten, ist sie nicht heimisch geworden. Wenn die Blüten wilde Pflanzenarten sind, wie können wir diesen Widerspruch damit vereinbaren? Bach glaubte, daß er einen einheimischen Ersatz für diese Pflanze finden könnte, aber er ging fehl. Obwohl die Bleiwurz heute weithin kultiviert ist, war sie im Jahre 1930, als Bach sie in einem Garten zum ersten Mal sah, fast unbekannt. Solche Exoten wurden von einer kleinen Gruppe von Spezialisten gezüchtet, zu der vermutlich Freunde von Ellen Willmott zählten, der berühmten Gärtnerin aus Essex, welche die Expedition des Pflanzensammlers mit dem Spitznamen ›chinesischer‹ Wilson finanziert hatte. Ist es die Verbindung zu Tibet, die für diese Pflanze bezeichnend ist, oder sind es die fünf blauen Blütenblätter? Man weiß nicht, wo man nach einer Erklärung suchen soll, warum diese Blume als Heilmittel ausgewählt wurde. Wen könnte man fragen? Was würde Dr. Bach dazu sagen?

Die Antwort liegt natürlich in der Pflanze selbst. Sie ist das

(a) Blüte, (b) Deckblätter und Knospen

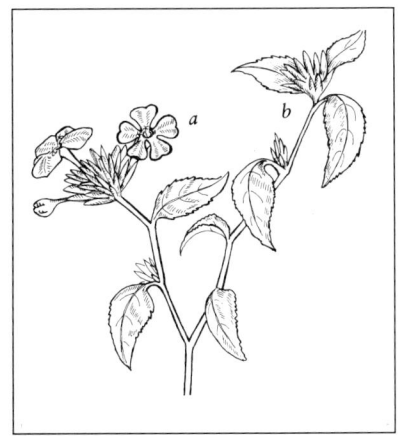

Heilmittel für diejenigen, die vorwärts kommen möchten, aber von Unsicherheit gequält werden: Sie können nicht zwischen richtig und falsch unterscheiden, zwischen dem, was von Bedeutung, und dem, was oberflächlich ist. Wie Bach es ausdrückte: »Sie konzentrieren sich zu stark auf die Details des Lebens und übersehen die Hauptprinzipien: Die Konvention und Kleinigkeiten zählen mehr als die wichtigen Themen« (C. W., 164). Daher ist es diese Unsicherheit, welche den Seelenzustand dieses Heilmittels definiert. Die Pflanze wirft sowohl die Frage auf, als sie auch die Antwort liefert.

Der Gemütszustand der Bleiwurz sucht außen nach einer Erklärung und Führung, wenn die wahre Quelle des Wissens und Verständnisses innerlich zu finden sein muß. Dies ruft uns dazu auf, Bachs Aufforderung nachzukommen, auf die Führung unserer Seele zu hören und nicht den Fehler zu machen, ständig Führung und Rat bei anderen zu suchen, die uns in die Irre führen können. Die Bleiwurz gibt uns das Vertrauen, uns auf unsere eigene Intuition zu verlassen und zu glauben, daß wir unabhängig handeln können, ohne die Unterstützung einer äußeren Autorität zu brauchen. Wir lenken unsere Aufmerksamkeit nach innen, so daß wir unsere eigene Wahrheit erkennen können. Die Bleiwurz wird in Gärten als Zierstrauch kultiviert. Durch Beschneiden breitet sie sich schnell aus. Man findet sie in vielen öffentlichen Parks. Sie bevorzugt warme, sonnige Bedingungen und wächst daher am besten in einer geschützten Südlage.

Identifikation

Die Bleiwurz ist ein kleiner Strauch, der in England ungefähr 1 m hoch wird. Die Zweige sind rotbraun, die kleinen, spitzzulaufenden Blätter sind mit kurzen, dichten Härchen bedeckt. Die Blüten sind auf Trauben von braunen, stacheligen Deckblättern angebracht, auf denen aufeinanderfolgend ein paar Blüten sitzen, wovon jede nur einen Tag lang blüht. Die Blüten sind hellblau (10 bis 15 cm) mit einem Hauch von Violett. Die kleinen, weißen Staubgefäße ragen aus dem Blütenstand in der Mitte der fünfblättrigen Blüte. Die Bleiwurz ist ein kleiner Strauch, der jedes Jahr die Blätter abwirft, und im Winter gewöhnlich zurückgeschnitten wird, um neues Wachstum anzuregen, und daher ist ein Namensschildchen wahrscheinlich die beste Identifizierungshilfe.

die einzelnen Blüten von dem Deckblatt, wenn sie sich gerade geöffnet haben, und legen Sie sie auf die Schale Wasser. Möglicherweise ist es nicht leicht, geeignete Pflanzen zu finden. Sie wachsen häufig in Privatgärten, aber diejenigen unter uns, die dieser Pflanze und ihren Qualitäten begegnen wollen, werden zweifellos zu ihr kommen.

Ausschnitt der Blüten

Blütezeit

Von August bis Anfang Oktober.

Herstellung

Die Bleiwurz-Essenz wird mit der Sonnen-Methode hergestellt (siehe Seite 25). Sammeln Sie

CHERRY PLUM

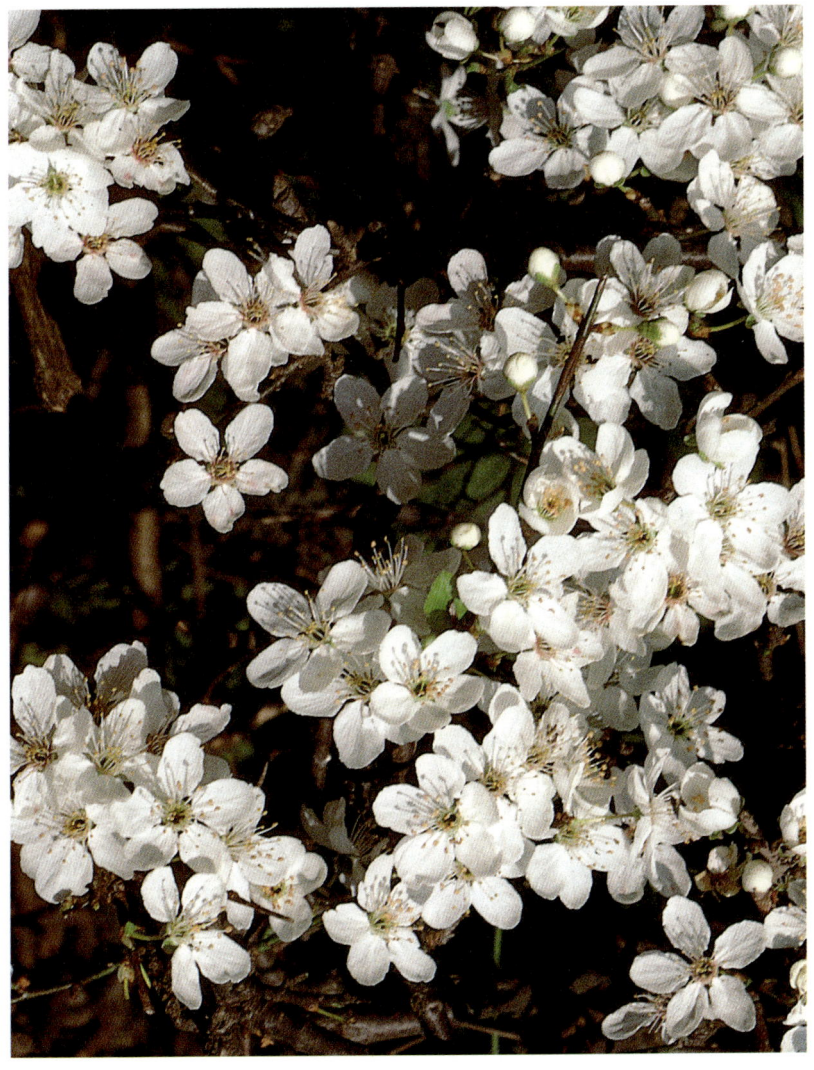

Affirmation

Die Kirsch-Pflaume vertreibt alle falschen Vorstellungen und gibt dem Betroffenen geistige Stärke und Vertrauen.
(C. W., 8)

Indikation

Für diejenigen, die Angst haben, den Verstand zu verlieren oder geistig überfordert zu sein oder ungewollt schreckliche Dinge zu tun, die man zwar als falsch erkennt, aber dennoch den Drang verspürt, sie zu tun.
(Twelve Healers)

Kirsch-Pflaume

Prunus cerasifera

Anfang 1935 machte sich Dr. Bach daran, eine neue Serie von Heilmitteln zu finden, die zweiten 19 Heiler. Diese müssen mit einer Ausnahme mit der Koch- und nicht mit der Sonnen-Methode hergestellt werden. Auch ihre Entdeckung war insoweit anders, als Bach den negativen Seelenzustand der Heilpflanze, die er finden sollte, sehr stark spürte. Im März wurde er nacheinander von einer unbekannten Angst heimgesucht (Espe), von dem enormen Ausmaß seiner Aufgabe deprimiert (Ulme) und er befürchtete, seinen Verstand zu verlieren (Kirsch-Pflaume). Dieser letzte Seelenzustand, mit dem der Frühling begann, wurde von ernsthaften Schmerzen in den Nebenhöhlen und Kopfschmerzen begleitet, die ihn zur Raserei brachten. Während er über die Wiesen um Sotwell spazierte, fand er die weißen Blüten der Kirsch-Pflaume, die in der Hecke blühen. Als er die Essenz aus diesen Blüten zubereitet hatte, verschwanden die Schmerzen fast augenblicklich, nachdem er die ersten Tropfen eingenommen hatte.

Der Baum in Blüte

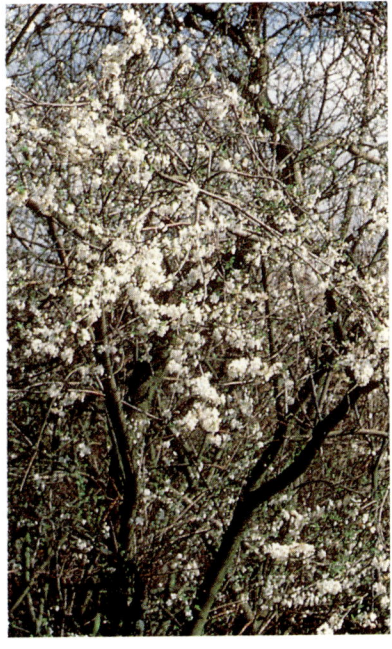

Es ist nicht nötig, daß wir in das Extrem fallen, uns mit Selbstmordgedanken zu tragen oder dem Wahnsinn stark unterdrückter Gewalttätigkeit zu verfallen, bevor wir die positiven Eigenschaften dieses Seelenzustands schätzen können: Er bringt uns Ruhe, Gleichgewicht und Kontrolle über jede Situation. Aus diesem Grund ist die Pflaume ein Bestandteil der Notfalltropfen. Wenn wir unter geistigem Streß leiden, neigen wir dazu, die Kontrolle zu verlieren, weswegen in diesem Zustand die Angst verborgen liegt, schreckliche Dinge zu tun. Aber mit Hilfe der Kirsch-Pflaume ist es möglich, daß diese Verzweiflung zu einem harmonischen und friedlichen Ort gelenkt wird, wo die Gefühle beruhigt und durch die harmonisierenden Kräfte der Seele neutralisiert werden.

Dies ist ein Zustand, in dem es dringend notwendig ist, daß wir wieder in Berührung mit unserem höheren Selbst kommen und unsere Gemütsruhe wiederfinden. Die Blüten der Kirsch-Pflaume erscheinen gegen Ende des Winters. In dieser Zeit gibt es immer Tage, an denen der klare Himmel und leuchtende, intensive Sonnenschein von der Hoffnung des Frühlings künden: An solchen klaren Tagen öffnet sich die Kirsch-Pflaume. Mit ihren leuchtend reinweißen Blüten und Knospen, die das Hellgrün des neuen Blattes nur ahnen lassen, übermittelt sie die Botschaft von der Sonne des wiederkehrenden Lebens. Wie die Ruhe und der Frieden des Frühlings beruhigt sie die Heftigkeit der Winterstürme. Die Hecken kleiden sich in Weiß und bringen Verzeihen und Versöhnung, wodurch sie die göttliche Aufforderung zum Ausdruck bringen: »Friede! Sei ruhig!«

Standort

Die Kirsch-Pflaume wurde ursprünglich aus dem Balkan eingeführt, und zwar sowohl wegen ihrer Früchte als auch zur Veredelung für heimische Zwetschgenbäume. Sie ist in unseren Breiten nicht besonders heimisch geworden und wird deshalb in manchen Quellen als seltener Baum erwähnt. Wenn die Kirsch-Pflaume als Hecke vorkommt, ist sie offensichtlich angepflanzt worden.

Identifikation

Die Kirsch-Pflaume gehört zu einer großen Familie von kleinen, blühenden Bäumen, zu denen viele der Zierbäume des Frühlingsgartens gehören. Sie wird 6 bis 8 m hoch, obwohl sie oftmals zu einer Hecke zurechtgeschnitten wird, wenn sie leicht Schößlinge bildet. Der Baum wächst wild mit einer abgerundeten Krone und hat im allgemeinen keine Dornen. Die Blätter sind oval (2 bis 3 cm), gezackt und leuchtend grün und erscheinen nach den Blüten. Die Blüten haben Stiele, sind reinweiß, fünfblättrig (20 mm im Durchmesser), mit zahlreichen hervorstehenden Staubgefäßen. Die Frucht, die sich nur gelegentlich ausbildet, hat die Farbe von reifen Tomaten. Die Kirsch-Pflaume hat die ersten weißen Blüten im Jahr. Sie blüht vor der Damaszener-Pflaume und Schlehe (*Prunus spinosa*), mit der sie leicht verwechselt werden kann − die Schlehe hat allerdings kleinere Blüten

Ausschnitt der Blüte

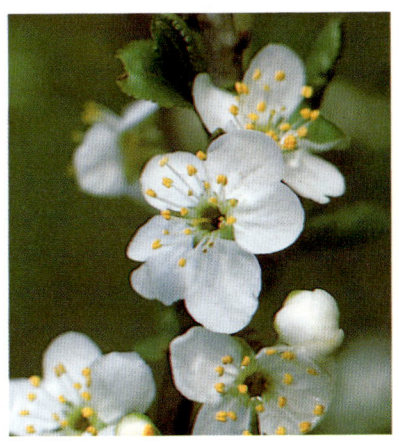

und Dornen als die Kirsch-Pflaume sowie eine schwarze Rinde (daher auch der Name Schwarzdorn), anstatt der mattbraunen Rinde der Kirsch-Pflaume.

Blütezeit

Ende Februar bis Anfang April.

Herstellung

Die Kirsch-Pflaumen-Essenz wird mit der Koch-Methode hergestellt (siehe Seite 26). Ein schöner Tag ist von besonderer Wichtigkeit. Man schneidet die Blütenzweige in einer Länge von ungefähr 15 cm ab, damit sie in den Topf passen.

CHESTNUT BUD

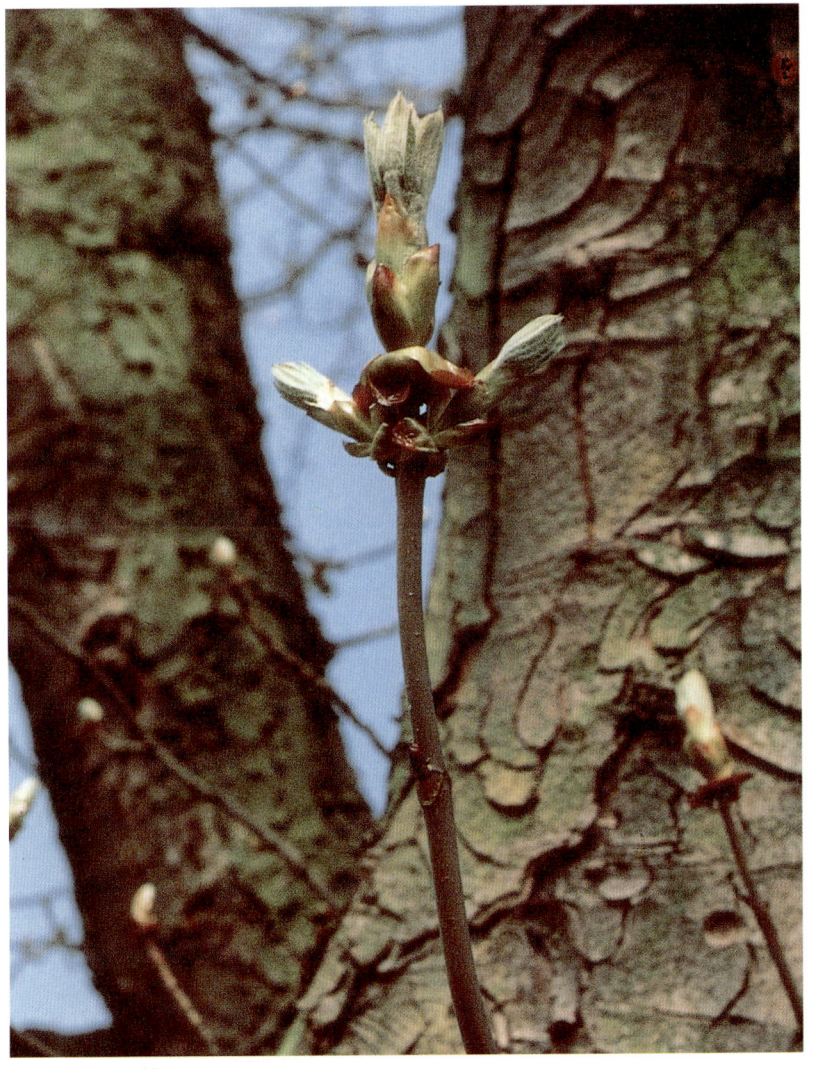

Affirmation

Wir lernen langsam, immer nur eine Lektion auf einmal, aber, wenn wir wohlauf und glücklich sein wollen, müssen wir die besondere Lektion lernen, die uns unser spirituelles Selbst aufgibt.

(C. W., 157)

Indikation

Für diejenigen, die aus der Beobachtung und Erfahrung zu wenig Nutzen ziehen und deshalb länger brauchen als andere, um die Lektionen des täglichen Lebens zu lernen.

Während bei manchen Menschen eine einzige Erfahrung genügt, brauchen diese Menschen mehrere, manchmal sogar viele Erfahrungen, bevor sie die Lektion gelernt haben.

Zu ihrem eigenen Bedauern machen sie deshalb denselben Fehler bei verschiedenen Gelegenheiten immer wieder, wenn eigentlich einmal genug gewesen wäre, oder es ihnen diesen Fehler sogar erspart hätte, wenn sie andere beobachtet hätten.

(Twelve Healers)

Kastanienknospen

Aesculus hippocastanum

Wenn wir unser Leben verändern wollen, muß der Augenblick kommen, wo wir einen neuen Kurs einschlagen. Selbst die längste Reise beginnt damit, daß wir uns entscheiden, uns auf den Weg zu machen. Unsere Entscheidungen beruhen auf dem Wunsch und der Notwendigkeit — den Belohnungen und Strafen des Lebens. Für Bach war es von zentraler Bedeutung, auf unsere Wünsche zu hören: »Unsere wahren Instinkte, Wünsche, Vorlieben und Abneigungen sind uns gegeben, damit wir die spirituellen Ermahnungen unserer Seele deuten können … weil die Seele allein weiß, welche Erfahrungen für diese bestimmte Persönlichkeit notwendig sind« (C. W., 93). Die Strafen der Notwendigkeit sind der Ansporn, der aus Unglück und Krankheit erwächst, sichere Anzeichen dafür, daß wir dem Wunsch, den unsere Seele zum Ausdruck bringt, nicht in angemessener Weise Aufmerksamkeit schenken. Daher werden wir zu Lebenslektionen gestoßen, die für uns geeignet sind, Situationen, die zur Entwicklung unseres Selbst beitragen. Es gibt viele Möglichkeiten zu versuchen, diesen Prozeß zu umgehen. Bach charakterisierte einige von ihnen in einer Gruppe von Heilmittelzustän-

*Geschlossene Knospe
und ein Blatt, das sich entfaltet*

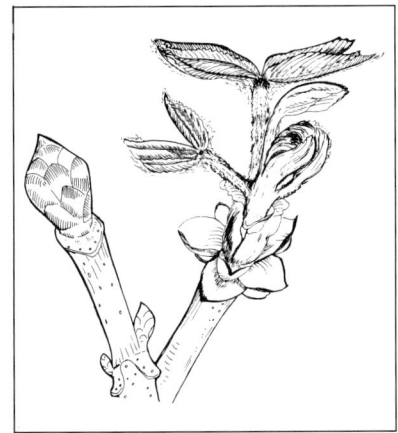

67

den, die er als ›mangelndes Interesse an den gegenwärtigen Umständen‹ zusammenfaßte, und die Kastanienknospen, die aus den Frühlingsknospen der Roßkastanie hergestellt werden, gehören dazu. Die Kastanienknospen beschreiben einen Seelenzustand, in welchem wir wiederholt etwas gezeigt bekommen, aber das Muster und die Botschaft nicht erkennen, die dieser Zustand enthält.

›Mangelndes Interesse an den gegenwärtigen Umständen‹ ist ein anderer Ausdruck für ›sich im Halbschlaf befinden‹. Wenn wir in diesem Augenblick wirklich lebendig und wach sind, werden wir unseren Lebensumständen Aufmerksamkeit schenken, beobachten, was geschieht und die Lektionen des Lebens annehmen. Dies ist ein Gefühl, alle Dinge als neu zu betrachten und sie mit der Frische einer ersten Entdeckung zu betrachten. Im Frühling ist dieses Gefühl in uns allen sehr stark ausgeprägt. Jede Knospe, die aufspringt, führt zu

einer neuen Erforschung der Existenz, obwohl die sich öffnenden Blätter das Muster ihrer Art perfekt wiedergeben. Wenn dies auch auf uns zuträfe, wären wir im Bewußtsein des Hier und Jetzt wach, wir würden den Augenblick beobachten und die Lektionen unserer eigenen Wesensart lernen. Als solches würden wir ein erfülltes Leben führen und voll aus der Gegenwart schöpfen. Diese Kraft ist es, die wir in den sich öffnenden Knospen der Roßkastanie beobachten können. Obwohl sie ein Teil des alten Baums sind, die durch die Entwicklung des Baums in der vergangenen Jahreszeit geprägt worden sind, entfalten sich die Knospen der Roßkastanie mit einer solchen Kraft, daß wir sie fast wachsen sehen können. Das Aufspringen einer jeden Knospe ist ein kraftvoller Akt, aber bei den Kastanienknospen ist er am stärksten. Er verdeutlicht den Prozeß der Lebenskraft, die in der Gestaltung einer neuen Zukunft wirksam wird.

Standort

Roßkastanienbäume findet man in ganz Deutschland. Wenn sie sich zu ihrer vollen Größe entwickeln sollen, brauchen sie viel Licht und Raum.

Identifikation

Roßkastanien liefern die Knospen für die Bach-Blüte Chestnut Bud. Man kennt diese Bäume aus Parks. Im Winter erkennt man sie an den klebrigen Knospen und den hufeisenförmig gezeichneten Blättern. Mit dem Alter bricht die graubraune Rinde in grobe Quadrate auf, die vom Stamm abreißt. Wenn sich die Blüten öffnen, entfalten sich smaragdgrüne Blätter, die mit einem weichen Flaum überzogen sind. Sie befinden sich am Ende eines einzelnen, schnellwachsenden Zweiges. Die Blattknospen sind paarweise entlang den Zweigen angeordnet, während die Knospe am Ende des Zweiges auch die Blüte enthält. Die Kastanienknospen-Essenz wird nicht aus der Roten Kastanie hergestellt, einer verwandten Abart, die kleinere Knospen hat, die zart und nur wenig klebrig sind, spitzzulaufend mit einem mattgrün-violetten Rand. Wenn Sie jedoch die Rote Roßkastanie erkennen, behalten Sie sie im Gedächtnis, denn auch die Rote Kastanie ist eine Bach-Blüte, wie wir später noch sehen werden.

Sich öffnende Knospe

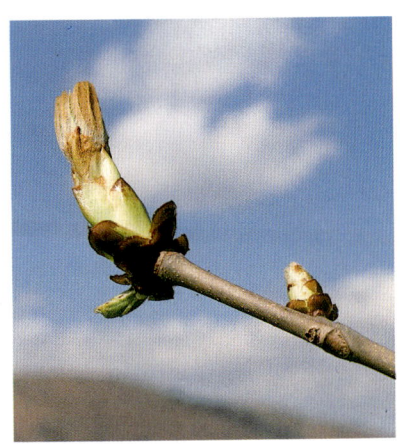

69

Blütezeit

Die Knospen öffnen sich je nach Jahreszeit, im allgemeinen Anfang April.

Herstellung

Die Kastanienknospen-Essenz wird mit der Koch-Methode hergestellt (siehe Seite 26). Dabei schneidet man den ganzen Zweig ab (ungefähr 15 cm), wenn der Schößling aus der Knospe herausgewachsen ist, aber bevor sich die Blätter geöffnet haben. Dies ist ein Entwicklungsstadium, das man beobachten muß. Als erstes schwellen die Knospen an, dann gehen die klebrigen Schuppen auf und der Schößling wächst heraus. Das Harz ist Bestandteil des Heilmittels. Es lagert sich im Topf ab, weshalb er nach der Herstellung der Essenz mit einem Scheuermittel gereinigt werden muß.

CHICORY

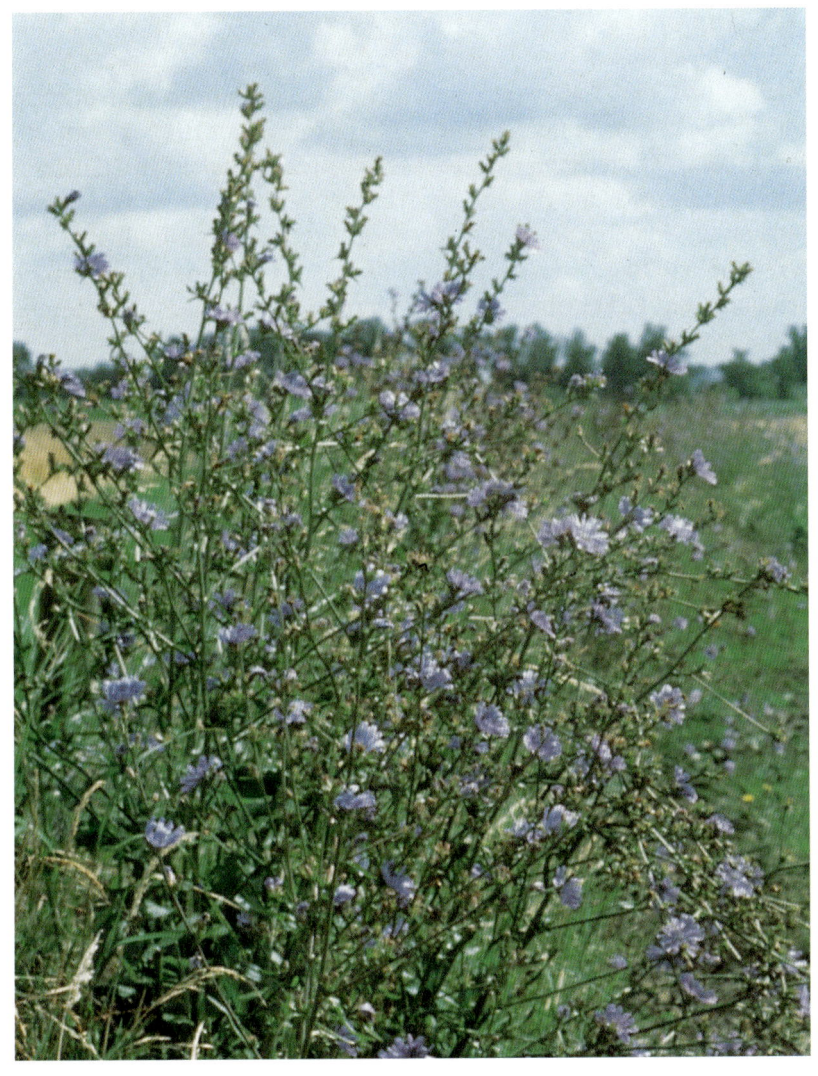

Affirmation

Wenn wir die Fähigkeit, uns selbst in der Liebe und Fürsorge für unsere Mitmenschen zu verlieren, das großartige Abenteuer, Wissen zu erlangen und anderen zu helfen, zu genießen, ausreichend entwickelt haben, findet unser persönlicher Kummer und unser eigenes Leid rasch ein Ende. Dies ist das hohe und endgültige Ziel: Unsere eigenen Interessen für den Dienst an der Menschheit aufzugeben.

(C. W., 134)

Indikation

Für diejenigen, die sich um die Bedürfnisse anderer kümmern. Sie neigen zu einer übertriebenen Fürsorge für Kinder, Verwandte und Freunde, und finden immer etwas, das in Ordnung gebracht werden sollte. Sie verbessern ständig, was ihrer Meinung nach korrigiert werden muß, und genießen diese Rolle. Sie haben den Wunsch, daß diejenigen, um die sie sich kümmern, in ihrer Nähe sind.

(Twelve Healers)

Zichorie

Cichorium intybus

Im Gemütszustand dieses Heilmittels finden wir die Geschichte der Demeter (oder Ceres, Tullus oder Gaia), der Mutter Erde in der Mythologie. In ihrer positiven Form ist die Zichorie der freigiebige Ausdruck von Fürsorge und Liebe, den wir für jedes Lebewesen aufbringen können. Mit den Worten von Bach ist es das Gefühl, daß wir »uns danach sehnen, unsere Arme auszubreiten und alles um uns herum zu segnen« (C. W., 104). Genau diese Quelle der Liebe finden wir im wesentlichen in der Mutter, ob dies nun in der Familie oder in der Welt ist. Es ist das Inbild des Empfänglichen, Freigebigen, Verzeihenden und Hingegebenen: das Inbild des Weiblichen. Ob dieses Prinzip der Fürsorge und Liebe nun bei einer Frau oder einem Mann zum Ausdruck kommt, es beinhaltet »äußerste Selbstaufgabe und den Verlust der Individualität in der Einheit« (C. W., 17).

Wie wir jedoch alle wissen, gibt es Zeiten, wo die Liebe nicht ungehindert aus unserem Herzen strömt. Dies liegt nicht so sehr daran, daß wir wütend oder eifersüchtig werden, sondern vielmehr daran, daß das aktive Prinzip der Liebe behindert oder gehemmt wird. Anstatt unser Selbst aufzugeben, werden wir egozentrisch, sind voller Selbstmitleid und Eigenliebe, ichbezogen und nehmen uns selbst zu wichtig. Der nach außen gerichtete Impuls des Mitgefühls für andere wird nach innen gelenkt und wir fordern Mitgefühl für uns selbst, manipulieren und werden hinterlistig, wenn wir nicht bekommen, was wir zu verdienen glauben.

Dieser Zustand wird in der Natur von der Zichorie zum Ausdruck gebracht. Die Pflanze wächst im allgemeinen am Rand von Kornfeldern, wo Ceres uns unsere Nahrung schenkt. In der Tat wird Zichorie als Viehfutter angepflanzt. Die Wurzel wird zur Herstellung eines Getränks verwendet und aus den Blättern kann man Salat machen. Aber in diesem Zusammenhang sind die Blüten von Bedeutung. Sie sind von einem sehr reinen Blau, das als das Blau der Hingabe, des edlen Idealismus und der spirituellen Liebe bezeichnet worden ist. Bach verband es mit dem Blau der Maria, der Mutter Jesu.

Die Blütenblätter sind zart und ausgefranst, die aufrechten Blütengriffel in der Mitte der Blüte hingegen (die von einem blassen Indigoblau sind) sind wie ausgeprägte Strahlen der Kraft, die von diesen farbenprächtigen Sternen ausgehen. Es ist die Kraft der Farbe, welche die einzigartigen Qualitäten der Zichorie kennzeichnet.

Ausschnitt der blühenden Stiele

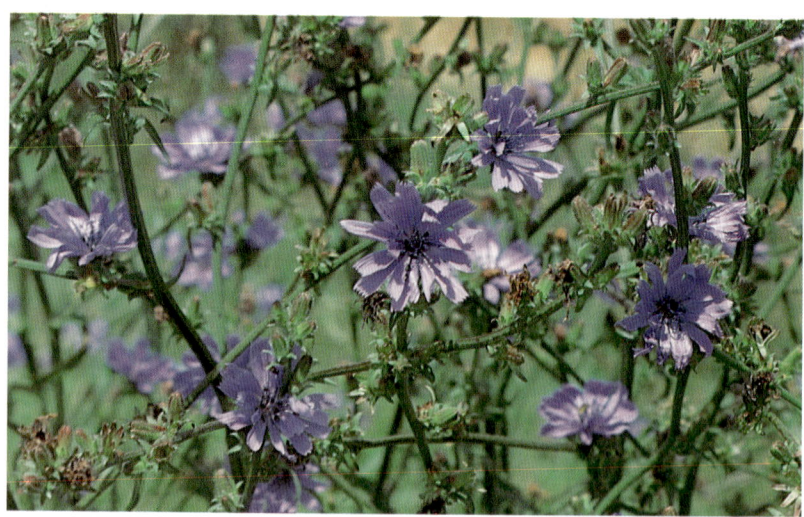

Standort

Die Zichorie wächst besonders auf kalkhaltigen Böden. Sie wächst auf Ödland, insbesondere an den Rändern von Ackerland, Kornfeldern oder an Wegrändern (wenn sie nicht gemäht sind). Auf saureren Böden sind die Blüten nicht so intensiv blau — sie sind so empfindlich wie Lackmuspapier und erscheinen bisweilen blaßblau oder sogar rosa, nachdem es geregnet hat, was mit dem Säuregehalt des Bodens zusammenhängt.

Identifikation

Die Zichorie wächst aus einer einjährigen Pfahlwurzel zu einer Höhe von 1 m oder mehr zu einem offenen Busch mit festen, sich verzweigenden Stielen. Sie unterscheidet sich von jeder anderen Pflanze und kann an den blauen, zusammengesetzten Blüten (25 bis 40 mm) leicht erkannt werden. Die Blüten blühen nur einen Tag lang, öffnen sich ungefähr gegen 6 Uhr morgens und schließen sich kurz nach Mittag. Man findet sie in den Blattachseln der Blätter, eine Traube von Blütenknospen, die sich nacheinander öffnen. Die Blätter und Stiele sind behaart. Die unteren Blätter sind groß und gelappt, ähnlich wie ein großer Löwenzahn, die oberen Blätter sind kleiner und spitzzulaufend, wobei der Blattgrund am Stiel verankert ist. Gezüchtete Abarten sind der Wilden Zichorie ähnlich, aber sie haben im Gegensatz zu dieser einen stärkeren und ausgeprägteren Hauptstiel.

Blütezeit

Juli bis September.

Herstellung

Die Essenz der Zichorie wird mit der Sonnen-Methode hergestellt (siehe Seite 25). Man pflückt die voll geöffneten Blüten von verschiedenen Pflanzen, die kräftig gewachsen und deren Blüten von intensivem Blau sind. Man sollte Wilde Zichorie verwenden, die man an einem Ort pflückt, der nicht von chemischen Spritzmitteln verseucht ist.

CLEMATIS

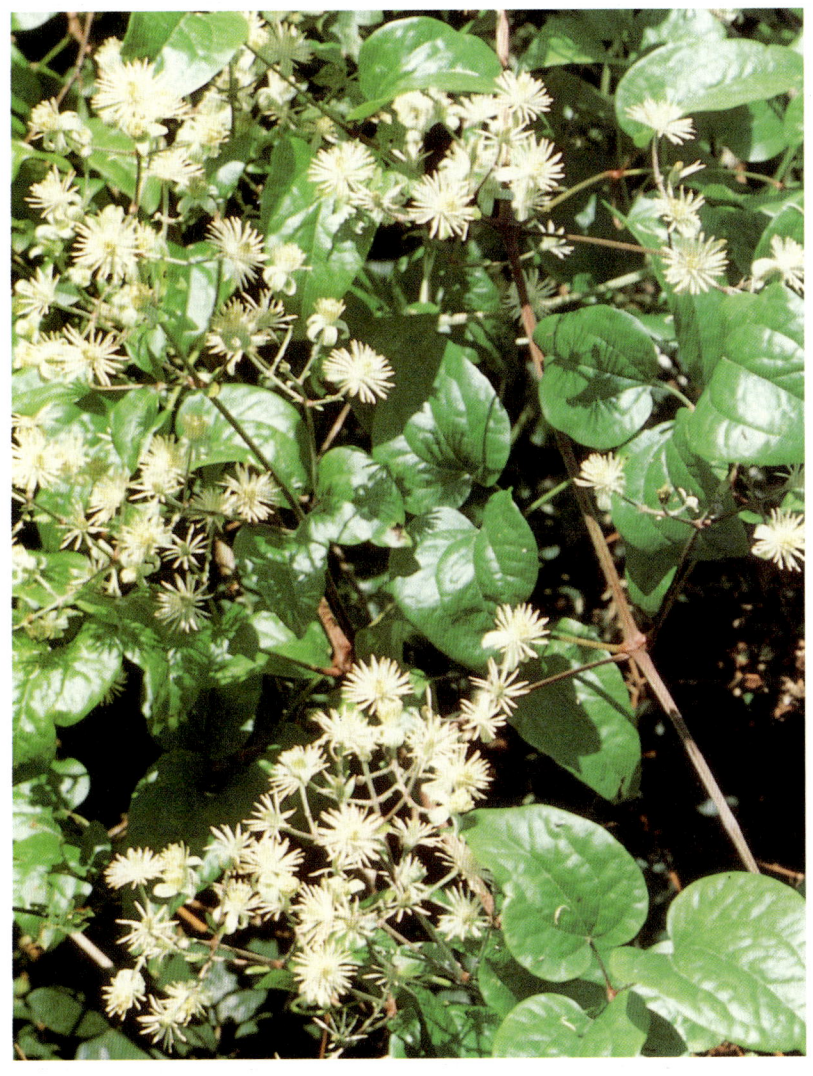

Affirmation

Dieses Heilmittel verleiht Stabilität und versetzt den Patienten auf eine mehr praktisch orientierte Ebene. Die Clematis bringt die Menschen ›auf die Erde‹ und versetzt sie auf diese Weise in die Lage, ihre Aufgabe in dieser Welt zu erfüllen.

(C. W., 166)

Indikation

Für die Tagträumer, die niemals ganz wach sind und kein besonders großes Interesse am Leben haben. Es handelt sich um ruhige Menschen, die mit ihren augenblicklichen Lebensumständen nicht besonders glücklich sind und mehr in der Zukunft als in der Gegenwart leben. Sie leben in der Hoffnung auf glücklichere Zeiten, in denen ihre Ideale Wirklichkeit werden könnten. Wenn sie krank sind, unternehmen sie nur wenig Anstrengung, wieder gesund zu werden. In gewissen Fällen sehnen sie sich sogar nach dem Tod, in der Hoffnung auf bessere Zeiten, oder vielleicht weil sie hoffen, einen geliebten Menschen, den sie verloren haben, wiederzufinden.

(Twelve Healers)

Gemeine Waldrebe

Clematis vitalba

Der lateinische Name *vitalba* bedeutet wörtlich ›weiße Kletterpflanze‹: ›weiß‹ wegen der charakteristischen silberweißen Grannen der Samenkörner im frühen Winter und ›Kletterpflanze‹, weil sie die Gewohnheit hat, an Hecken hochzuranken. Im Volksmund kennt man für die Gemeine Waldrebe die Namen ›Greisenbart‹ (weil sie so flauschig aussieht) und ›Freude der Reisenden‹, weil sie in den Wiesen am Wegesrand so üppig wächst. Die Gemeine Waldrebe war eine der ersten drei Heilpflanzen, die Bach im Jahre 1928 identifizierte. Sie eignet sich für die Mentalität des Tagträumers, der in der Gegenwart nicht vollkommen wach ist. Sie ist eine Kletterpflanze, die keine Möglichkeit hat, sich selbst zu helfen und verläßt sich daher auf kleine Bäume und Sträucher, an denen sie nach oben ranken kann (denken Sie im Vergleich dazu an die festverwurzelte Eiche). Die cremigweißen, buschigen Blüten besitzen keine Intensität und Farbenkraft (im Gegensatz zu Stechginster oder Zichorie). Wenn die Pflanze größer wird, bedeckt sie den Baum, an dem sie hochrankt, völlig und verdeckt seine eigene Form, macht die Umrisse der Dinge weich und bildet eine Wolke um die Hecke: Klare, physische Formen werden verschwommen und formlos. Wenn eine leichte Brise weht, schwingt die lose hängende Waldrebe im Wind. Dort, wo sie wie eine flauschige Decke über der Hecke liegt, bewegt sich das ganze weiche Gebilde schwankend hin und her. Betrachten Sie dieses Bild und Sie werden in diesen Rhythmus mit einfallen. Hypnotisiert von dem zarten Traum aus Licht und Luft, werden auch Sie die Erde verlassen und sich etwas desorientiert zu einer anderen Dimension hingezogen fühlen. Die physische Welt wird immer ferner, sie erscheint so verschwommen wie Rauch und so still und zauberhaft wie eine Morgendämmerung in einem Märchen. Wir befinden uns in einem Kindertraum.

Im Vergleich dazu erscheint die irdische Realität dumpf und farblos, aber dies ist das Leben, das wir meistern müssen, und wir entziehen uns der menschlichen Verantwortung, wenn wir versuchen, in das Reich der Phantasie zu fliehen. Bach bezeichnete dies als eine höfliche Form von Selbstmord. Die Seelenbotschaft, die hierin liegt, besteht darin, daß wir ›auf die Erde kommen‹ und uns dem Leben auf einer mehr praktischen Ebene stellen müssen. Wenn wir dazu bestimmt wären, dieses Leben in den Astralwelten zu verbringen, dann wären wir dort geboren worden. Doch obwohl die Gemeine Waldrebe unsere Gedanken in eine andere Wirklichkeit

(a) die Blüte, (b) das gefiederte Blatt

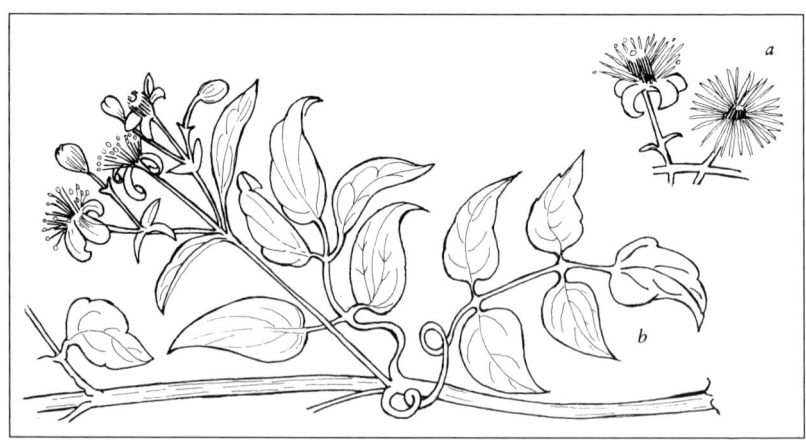

führt, drückt diese Blume auch aus, welchen Sinn es hat, stark am Leben festzuhalten. Sie wächst sehr üppig und hat besonders großen Erfolg darin, große Gebiete zu überwachsen. Indem sie sich festhält und anklammert, demonstriert sie, daß wir lernen, »auszuharren, wenn nichts anderes in uns ist, außer dem Willen, der uns sagt – halte durch!« (C. W., 106). Die Gemeine Waldrebe wächst mit dem Willen, die Verantwortung für unser Leben zu übernehmen und uns unserer Realität zu stellen.

Identifikation

Die Gemeine Waldrebe ist eine einjährige Waldpflanze. Sie bildet Stiele, die bis zu 30 m lang werden und wie Kletterpflanzen im Dschungel von den Bäumen hängen. Die gefiederten Blätter laufen spitz zu (15 bis 20 cm) und sind in gegenüberliegenden Paaren an langen, verschlungenen Stielen angeordnet, die dazu die-

nen, sich um die Zweige zu winden und Halt bieten, da die Pflanze keine Ranken hat. Obwohl absolut keine Verwandtschaft besteht, kann die Gemeine Waldrebe mit der Zaunrübe verwechselt werden, da diese auch an Hecken rankt, aber selbst eine oberflächliche Überprüfung wird den Unterschied verdeutlichen: Die Blätter der Zaunrübe sind einzeln, die Blüten winden sich entlang einem Stiel und die beiden Arten der Zaunrübe (*Bryonia alba* oder *Bryonia dioica Jak*) bilden beide rote Beeren. Die cremeweißen Blüten der Gemeinen Waldrebe sind vierblättrig (oder richtiger kelchblättrig) mit zahlreichen, stark hervorstehenden Staubgefäßen, welche die flauschige Erscheinung ausmachen. Im Herbst bilden die buschigen Samenköpfe den charakteristischen ›Greisenbart‹. Es gibt keine anderen wildwachsenden Abarten der Gemeinen Waldrebe – die Zierclematis aus Gärten sollte nicht verwendet werden.

Blütezeit

Von Juli bis September.

Herstellung

Die Clematis-Essenz wird mit der Sonnen-Methode hergestellt (siehe Seite 25). Sammeln Sie von verschiedenen Pflanzen getrennte Blüten vom Stiel. Wählen Sie einen Ort, wo die Gemeine Waldrebe üppig wächst. Sie sollten große Sorgfalt darauf verwenden, nur Blüten auszuwählen, die bereits voll aufgeblüht sind: Dies erkennen Sie an dem Duft, den sie verströmen, und an den Pollen auf den Staubgefäßen.

CRAB APPLE

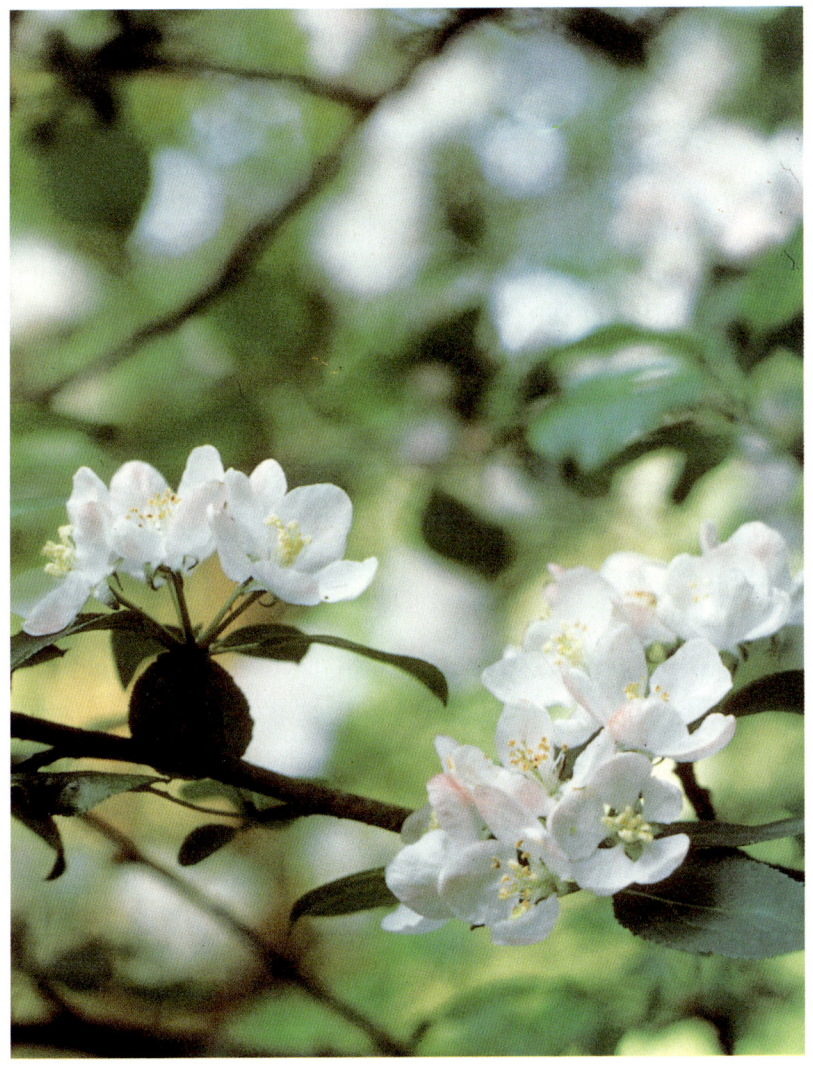

Affirmation

Keinen einzigen Augenblick lang sollten wir unserem Körper gegenüber übertrieben ängstlich oder bekümmert sein, sondern wir sollten lernen, uns seiner Existenz so wenig bewußt wie möglich zu sein und ihn als ein Vehikel unserer Seele und unseres Geistes zu betrachten und ihn als Diener zu benutzen, der unseren Willen ausführt.

(C. W., 151)

Indikation

Crab Apple ist das Heilmittel, das zur Reinigung dient.

Es ist für diejenigen gedacht, die das Gefühl haben, daß sie etwas Unreines an sich haben.

Oftmals handelt es sich dabei um etwas, das scheinbar unbedeutend ist. In anderen Fällen kann eine ernsthafte Krankheit vorliegen.

In beiden Fällen handelt es sich um Menschen, die ängstlich darauf bedacht sind, sich von der einen Sache zu befreien, um die ihr ganzes Denken kreist und die für sie so wesentlich ist, daß sie davon geheilt werden wollen.

Diese Menschen verzweifeln, wenn eine Behandlung fehlschlägt.

Als Mittel der Reinigung reinigt Crab Apple auch Wunden, wenn der Patient Grund zur Annahme hat, daß irgendwelche Giftstoffe in die Wunde eingedrungen sind, die entfernt werden müssen.

(Twelve Healers)

Holzapfel

Malus sylvestris

Der Holzapfel ist der echte, wilde Apfel, aus dem die heimischen Abarten gezüchtet wurden. Er ist kein eleganter Baum und nicht besonders anziehend. Mit seiner schrumpeligen Rinde und seinem verschlungenen Stamm ähnelt er oftmals mehr einem Busch als einem Baum und erscheint vielleicht sogar etwas kümmerlich. Aber wenn Sie im Mai durch die Wiesen spazieren, betört Sie ein süßlicher Duft. Schauen Sie um sich und Sie werden in der Hecke eine Unmenge weißer Blüten entdecken, die von Bienen umschwirrt werden, die Nektar sammeln. Dort also steht der Holzapfel in strahlender Blütenpracht und bringt voller Freude zum Ausdruck, welch ein Vergnügen schlichte Schönheit ist. Mit der ganzen klaren Frische des Frühlings löst er alle unbedeutenden Stimmungen auf, die in uns schwelen, und singt ein unbeschwertes Lied der Freude über das Leben, neu und strahlend wie der Morgenstern. Aber der Holzapfel ist keine Pflanze der sentimentalen Schönheit, denn er verkörpert eine handfeste, durchdringende Klarheit — wie ein klarer, weißer Lichtstrahl, der dazu dient, zu säubern und zu reinigen. Und obwohl die Blüten süß duften, schmeckt die Frucht herb und bitter. Die goldfarbenen Äpfel dieses Baumes

Ausschnitt der Blüten

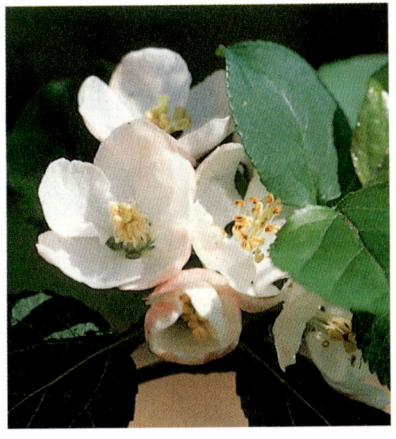

85

sind nicht das, was sie scheinen.

Viele Überlieferungen bezüglich des Apfels lassen sich auf dieses Heilmittel anwenden. Es ist bekannt, daß besonders herbe Äpfel viele Mineralstoffe enthalten, verdauungsfördernd wirken und den gesamten Organismus reinigen. Als Blüten-Essenz regt Crab Apple die Lebenskraft an, reinigt von Giften und bringt erneuerte Aktivität an die Oberfläche des Körpers. Aber obwohl es ungewöhnlicherweise ein Seelenzustand ist, der mit der Reinigung von körperlichen Problemen zusammenhängt, ist seine Wirkung vorwiegend metaphysischer Natur. Dies wird anhand der Symbolik, die mit Äpfeln verbunden ist, deutlich. Pflanzen repräsentieren Ideen in einer physischen Form, wie die Gedanken der Erde. Wir besitzen Mythen und Legenden, die von ihrer Geschichte erzählen und die wir symbolisch nennen. In unseren Mythen verleihen Äpfel ewige Jugend. Sie werden in Zusammenhang mit Venus gebracht und sollen ein wunderbares Geheimnis in sich bergen: Das Zeichen der Unsterblichkeit, den fünfzackigen Stern, der sichtbar wird, wenn der Apfel aufgeschnitten ist. Wenn wir uns an unsere unsterbliche Seele erinnern, wird alles andere unwichtig und wir können die kleinen Probleme des Lebens von einer angemessenen Perspektive aus betrachten.

Identifikation

Der Holzapfel ist ein kleiner Baum, der bis zu 10 m hoch wird. Er bevorzugt Licht und Raum und wächst deshalb oftmals in Hecken und Lichtungen, wo eine kleine Baumgruppe zusammenstehen kann. Die Samen werden mit Hilfe von Vögeln, die die Früchte aufhacken, verbreitet. Im allgemeinen ähnelt er anderen Apfelbäumen, obwohl die jungen Blätter auf der Unterseite nur wenig behaart und die jungen Sprößlinge nicht mit einem wolligen Flaum bedeckt sind, wie dies bei heimischen Apfelbäumen oder heimisch gemachten Bäumen der Fall ist. Die dunkelgrünen Blätter (40 bis 50 mm) sind gezahnt und haben oftmals einen teilweise roten Stiel, der im Herbst mehr auffällt, wenn die kleinen goldfarbenen Äpfel (30 bis 40 mm) die Identifizierung erleichtern. Die Knospen sind rosagefärbt, die Blüten sind weiß, fünfblättrig (25 mm) und duften wundervoll. Wie der Birnbaum blüht der Holzapfel früher als heimische Apfelbäume. Die Birne hat jedoch eine weiße Knospe.

Es gibt viele Zierholzäpfel, die wegen ihrer exotischen Blüten und ausgefallenen Früchte importiert werden, und diese sollte man vom Holzapfel unterscheiden können.

Der heimische Apfelbaum (*Malus domestica*) wird mit der Zeit wieder zu einem Holzapfel, wenn er in der freien Natur gepflanzt wird, aber seine Äpfel sind rotgefärbt und zeigen nicht das echte Goldgelb des Wilden Holzapfels.

Blütezeit

Mai.

Ein blühender Holzapfelbaum in einer Hecke

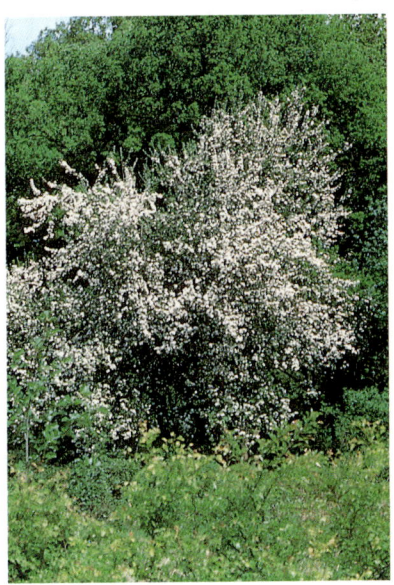

Herstellung

Die Holzapfel-Essenz wird mit der Koch-Methode herstellt (siehe Seite 26). Sammeln Sie ganze Trauben von Blüten und Blättern, dort, wo sie am Ende der Zweige herauswachsen. Wählen Sie dabei stets Blüten von verschiedenen Bäumen, die jedoch alle in voller Blüte stehen müssen.

ELM

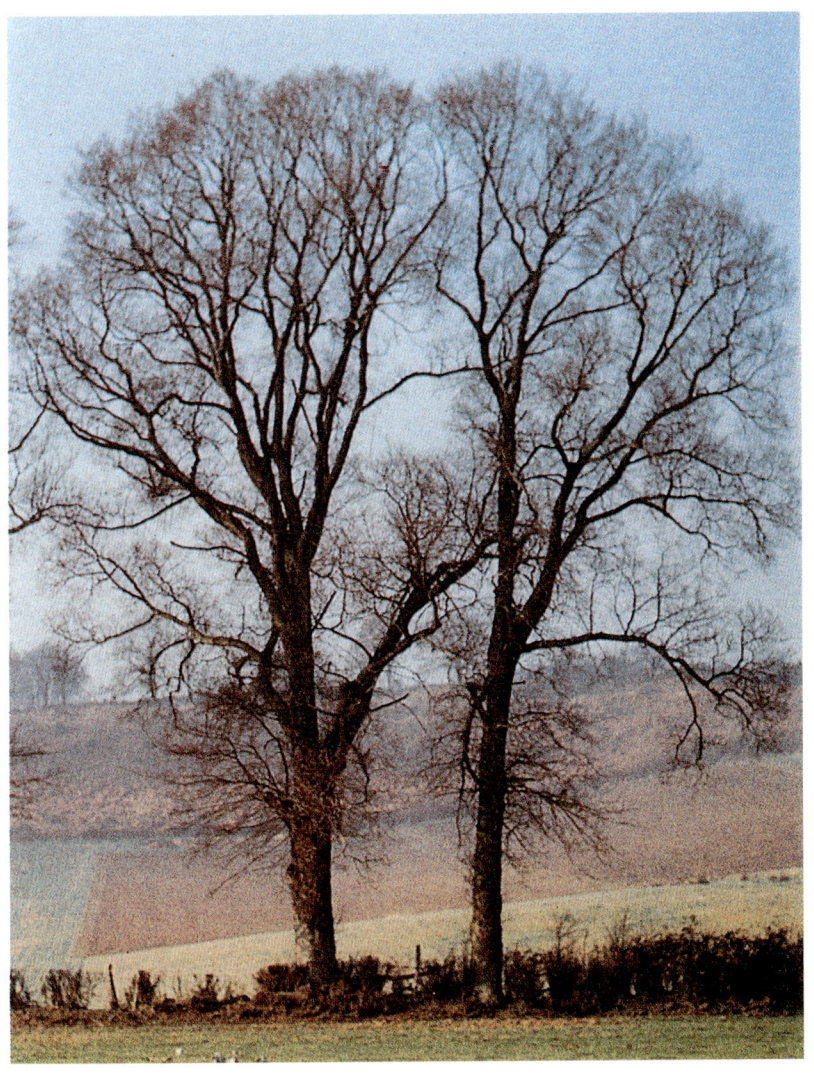

Affirmation

Das Leben fordert von uns keine
unvorstellbaren Opfer. Es verlangt von uns, unsere Lebensreise mit Freude im Herzen zu
machen und ein Segen für unsere
Mitmenschen zu sein, so daß wir
die Welt nach unserem Besuch
auf ihr gerade ein bißchen besser
zurücklassen, in dem Maße, wie
wir unsere Aufgabe gemeistert
haben.
(C. W., 143)

Indikation

Für diejenigen, die gute Arbeit
leisten und ihrer Berufung folgen. Sie hoffen, in ihrem Leben
etwas Bedeutendes zu leisten, das
oftmals dem Wohl der Menschheit dienen soll.

Bisweilen neigen diese Menschen zu Depressionen, wenn sie
das Gefühl haben, daß die Aufgabe, die sie sich gestellt haben,
zu schwierig ist und über die
menschliche Kraft geht.
(Twelve Healers)

Ulme

Ulmus procera

Was auch immer man über die Ulme als Heilmittel sagen kann, kann man nicht übersehen, daß dieser Baum nicht mehr das Kennzeichen der englischen Landschaft ist, das er früher einmal war. Das Wüten der Holländischen Ulmenkrankheit hat die Mehrheit der ausgewachsenen Bäume im Land zerstört. Die Krankheit, die in Großbritannien örtlich auftritt, ist Bestandteil der Natur des Baums und zum Teil eine Manifestation der Gedankenform, welche die Ulme repräsentiert. Die Holländische Ulmenkrankheit erreichte in England in den 30er Jahren epidemische Ausmaße, und zwar zur gleichen Zeit, wo Bach das Heilmittel entdeckte. Nach dem Jahre 1936 nahm der Krankheitsbefall ab, aber in den 60er Jahren breitete sich die Krankheit wieder aus. Der Gedanke, daß so elegante und majestätische Bäume von einem vorbeikommenden Pilz niedergestreckt werden können, scheint ironisch, aber selbst die Stärksten von uns können von Schwäche überfallen werden. Dies ist die Qualität dieses Heilmittelzustands – es ist für diejenigen, die im Leben erfolgreich sind, aber von einer vorübergehenden Verzagtheit ergriffen werden, wenn sie das Gefühl haben, daß sie mehr Verant-

(a) Umriß des Baums,
(b) Ulmensamen, (c) das Blatt

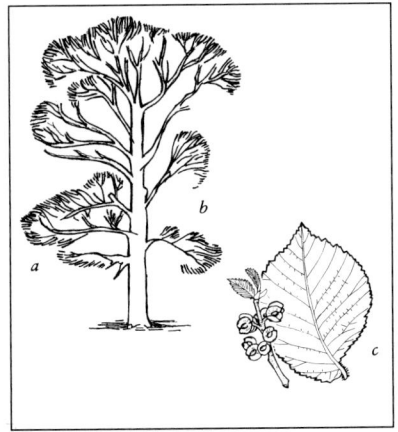

wortung tragen, als sie verkraften können, und die Aussicht auf einen Mißerfolg zu bestehen scheint. Zwar erleiden sie keine Niederlage, wie auch die Ulme nicht ausgelöscht wird, aber das Gefühl der Verzagtheit ist dennoch vorhanden.

In seiner positiven Form führt der Seelenzustand der Ulme dazu, daß man trotz aller Schwierigkeiten weitermacht, in dem Bewußtsein, daß einem die Kraft für die schwierigste Aufgabe immer gegeben wird. Im Monat vor seinem Tod schrieb Bach an seine Kollegen und ermahnte sie wie folgt: »Laßt uns unsere Grenzen, unsere Persönlichkeiten und das, was wir für unsere Minderwertigkeit halten, vergessen und erkennen, daß wir zu besonderen Boten und gesegneten Dienern der höchsten Ordnung auserwählt worden sind...« (C. W., 31). Bach forderte sie also auf, wieder Vertrauen in sich selbst zu haben.

Vertrauen beruht nicht auf Hoffnungen und irgendwelchen Glaubensvorstellungen, einem bequemen Optimismus, sondern vielmehr wurzelt die Sicherheit in der Erfahrung.

Daher ermahnte Bach seine Freunde, zu erkennen, daß ihre Erfahrungen selbst ein Beweis dafür waren, daß sie fähig sind, ihre Aufgabe zu bewältigen und alle Schwierigkeiten zu überwinden. Er selbst hatte diese Erfahrung gemacht, als ihn Anfang 1935 Zweifel überfallen hatten, ob er die selbstgestellte Aufgabe erfüllen würde können, seine Erforschung der Heilpflanzen zu vollenden, doch nachdem er die Ulme in ihrer Blüte gesehen hatte, hatte er die Kraft und die Überzeugung gewonnen, seine Arbeit fortzusetzen.

Die Ulme hat wie die Eiche große Kraft, aber diese ist mit einer starken Sensibilität verbunden. Wir können dies an der Zartheit der Zweige und dem feinen Flechtwerk der Äste erkennen. Aber es ist gerade diese Sensibilität, die diesen Baum so verletzbar macht.

Identifikation

Die Ulmenblüten erscheinen vor den Blättern. Kleine rotbraune Dolden winden sich um die Zweige. Der reife Baum mit seinem bekannten Umriß ist 20 bis 25 m hoch, aber oftmals findet man ihn in Hecken. Es gibt viele Abarten der Ulme, und man muß bei der Identifizierung dieses Baumes große Sorgfalt walten lassen, besonders da die Blüten alleine kein geeignetes Unterscheidungsmerkmal sind. Achten Sie auf die Flatterulme, die der Ulmenkrankheit am meisten widersteht. Diese wird jedoch nicht zur Herstellung der Essenz verwendet. Die Englische Ulme (*Ulmus procera*), die Bach auswählte, hat eine ähnliche Rinde wie die Flatterulme, aber der Baum ist größer. Sie bildet Schößlinge, und Zweige wachsen aus dem Hauptstamm, während die Flatterulme breiter und fächerförmiger ist. Die Flatterulme hat größere Samen und längere, spitzzulaufende Blätter, die einen zarten Stengel haben, während die jungen Blätter der Englischen Ulme behaart sind.

Blütezeit

Die Ulmenblüten erscheinen bereits Ende Februar oder im März noch vor den Blättern. Die Bäume blühen jedoch nicht jedes Jahr gleich üppig.

Ausschnitt der Blüten

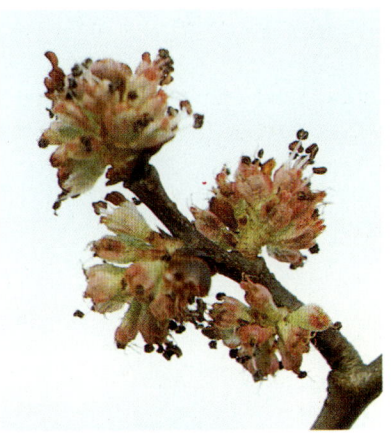

93

Herstellung

Ulmen-Essenz wird mit der Koch-Methode hergestellt (siehe Seite 26). Man schneidet Zweige und Blüten in einer Länge, so daß sie in den Topf passen. Sammeln Sie die Blüten von so vielen verschiedenen Bäumen wie möglich. Da die Blüten so extrem zahlreich und in jedem Fall unfruchtbar sind, beeinträchtigen Sie die Zukunftsaussichten des Baums nicht.

GENTIAN

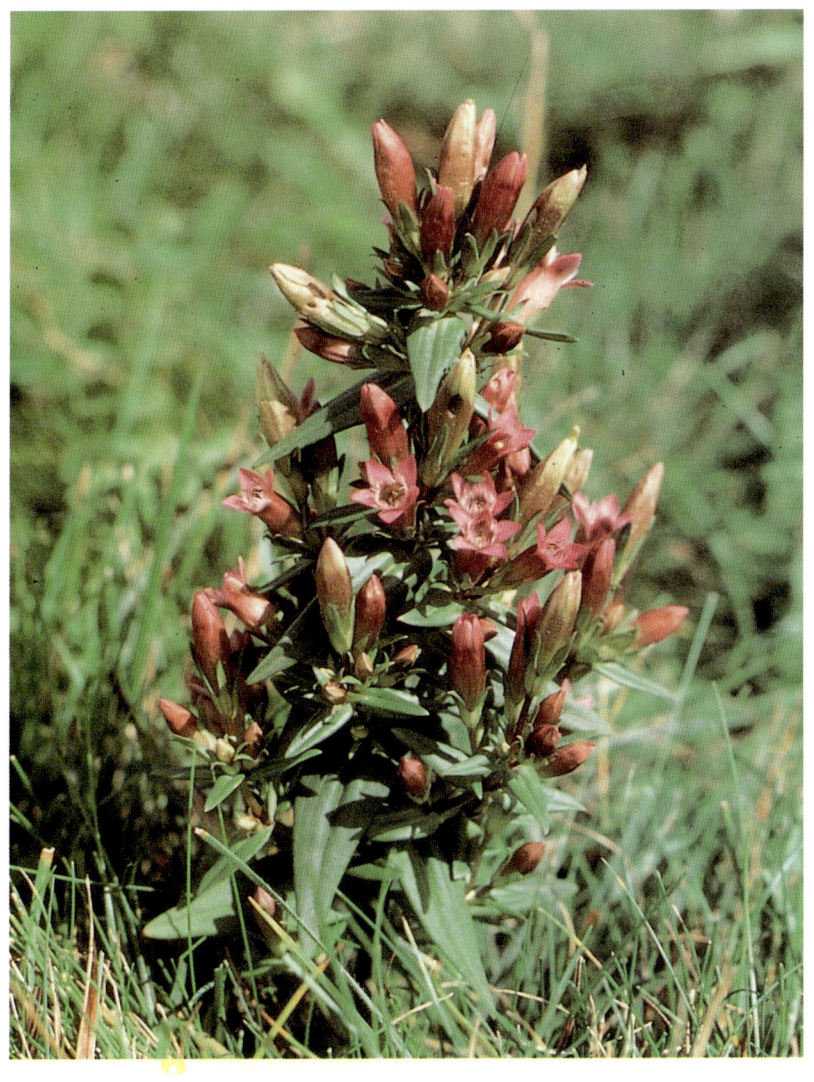

Affirmation

Der kleine Enzian unserer hügeligen Wiesen verhilft uns dazu, unsere Zielgerichtetheit aufrechtzuerhalten und eine fröhlichere und hoffnungsvollere Einstellung zu bewahren, selbst wenn der Himmel bedeckt ist. Der Enzian wird uns stets Mut verleihen und uns die Erkenntnis bringen, daß wir nicht versagen können, wenn wir unser Bestes tun, was auch immer das scheinbare Ergebnis ist.

(C. W., 107)

Indikation

Für diejenigen, die leicht entmutigt sind. Während einer Rekonvaleszenz oder in ihrer alltäglichen Arbeit kommen sie gut voran, aber jede kleine Verzögerung und jedes Hindernis in ihrem Fortschritt verursacht Zweifel und entmutigt sie oft schnell.

(Twelve Healers)

Bitterer Enzian

Gentiana amarella

Als erstes fand Bach Enzian auf den Kalkhügeln in Oxfordshire. Da er dort noch nicht blühte, stellte er die Essenz aus Blüten von einem anderen Standort her, nämlich von Enzian auf den Hügeln in Kent. Da jede Pflanzenart nicht zufällig an ihrem Standort wächst, sondern als Ausdruck dieses Ortes, können wir einige der Eigenschaften des Enzians anhand der Tatsache erkennen, daß er in Wiesen auf Hügeln in offenem Land wächst. Er sucht sich nicht die schattigen Wiesen im Tal, sondern er folgt dem Weg, der dem Himmel am nächsten ist. Auch wir können von diesem Platz aus hinunter auf die Welt schauen und ihren Gang betrachten. Es läßt sich nicht vermeiden, daß wir alle schwere Zeiten durchmachen, und diese können uns entweder zu erneuten Anstrengungen anspornen oder zu Entmutigung und der Erwartung von Mißerfolg führen. Wenn wir erkennen können, daß wir dazu neigen, von unseren Problemen niedergedrückt zu werden, kann es sein, daß wir eine umfassendere Sicht brauchen — Bach bezeichnete dies als »den Wunsch der Menschen, zu starr ihren eigenen Weg zu verfolgen, anstatt die Dinge von einer breiteren Perspektive aus zu betrachten«

(a) die Struktur der Pflanze,
(b) Ausschnitt einer Blüte

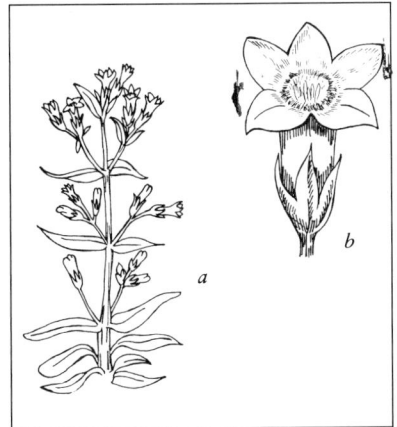

(C. W., 80). Daher besteht die Lektion des Enzians darin, unseren engstirnigen Zweifel in Verständnis umzuwandeln.

Natürlich gibt es auch andere Pflanzen, die wie der Enzian auf Hügeln wachsen: zum Beispiel Tausendgüldenkraut und Gemeines Sonnenröschen. Ebenso wie der Standort verkörpert daher auch die Farbe und die Struktur der Pflanze diesen bestimmten Seelenzustand. Der Enzian wächst an Wegen, wo er oftmals übersehen wird und die Samen in die Erde getreten werden. Die jungen Pflanzen liegen flach auf dem Gras und wachsen erst im zweiten Jahr in die Höhe. Dieser Enzian, auch Herbstenzian genannt, blüht gegen Ende des Sommers, fast schon zu spät, möchte man meinen. Aber wenn man eine Anstrengung unternimmt, ist es niemals zu spät. Wenn die kleinen, turmartigen Knospen des Enzians sich im schwächerwerdenden Sonnenschein des Septembers öffnen, bringt die Pflanze eine kleine Welt fester Überzeugung zum Ausdruck − die wenigen Blüten sind so kompakt und wachsen mit einer solchen soliden Kraft. Aber obwohl die Form der Pflanze offensichtlich sehr erdverbunden ist, ist die Blüte exotisch und das helle Violett führt in spirituelle Dimensionen: Es ist die Farbe der inneren Erfüllung, der Majestät, des Todes und der Wiederauferstehung, der siebten Farbe des Regenbogens. Das umfassende Verständnis des positiven Seelenzustands des Enzian führt zu Erkenntnis. Wenn wir an den Ort gehen, wo Enzian wächst und uns zu der Pflanze setzen, werden wir erkennen, daß dies so ist.

Standort

Enzian wächst vorwiegend auf kalkhaltigen Böden (Kalk), auf trockenen, hügeligen Wiesen, wo nur kurzes Gras wächst. Er verträgt keine Chemikalien und zieht sich infolgedessen wie so viele andere Pflanzen auch zurück.

Identifikation

Der Enzian ist eine zweijährige Pflanze, die im ersten Jahr eine Blattrosette hervorbringt. Im zweiten Jahr erscheint dann ein kurzer, blühender Stiel (10 bis 20 cm) mit einer kleinen, violetten, trompetenartigen Blüte. Diese ist fünfblättrig und ihr Kelch ist weiß umrandet. Die Blätter sind lanzenartig und umschließen den Stiel. Die Blüten wachsen aus den Blattachseln auf einem kurzen Stiel heraus. In der ganzen Welt gibt es eine Vielzahl von Enzianarten, aber Bach wählte diese lokale Enzianart aus. Der Bittere Enzian blüht nur im Herbst. Seine Blüte ist purpur/violett, aber nicht blau und auch nicht gefleckt. Eine Abart ist *Gentiana germanica,* er ist ähnlich, aber dieser Enzian hat viel größere Blüten. Wie eine Vielzahl anderer Herbstenziane läßt er sich kreuzen.

Blütezeit

Von August bis Anfang Oktober.

Herstellung

Die Essenz des Bitteren Enzian wird mit der Sonnen-Methode hergestellt (siehe Seite 25). Die einzelnen Blüten werden von der Spitze des Stiels gepflückt und in die Schale Wasser gelegt.

Ausschnitt der Blüten

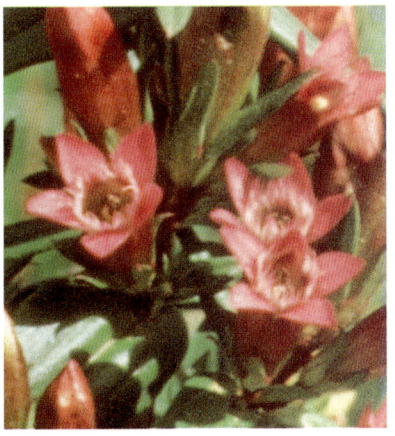

99

GORSE

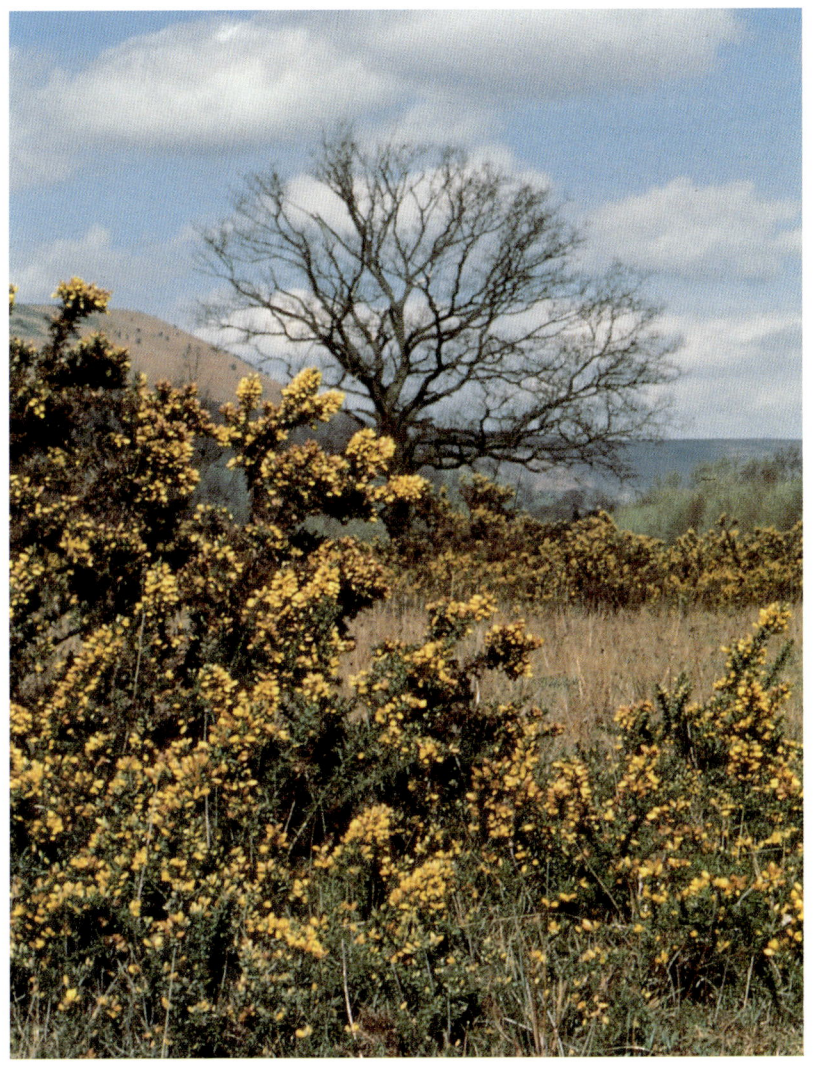

Affirmation

Nun wollen wir über diejenigen nachdenken, die eine Weile oder sogar sehr lange krank gewesen sind. Immer wieder gibt es Grund genug, voller Hoffnung auf eine Besserung oder sogar Genesung zu sein. Laßt niemals zu, daß irgend jemand die Hoffnung aufgibt, wieder gesund zu werden.

(C. W., 5)

Indikation

Für diejenigen, welche die Hoffnung aufgegeben und den Glauben verloren haben, daß ihnen geholfen werden könne.

Wenn man sie dazu überredet oder wenn sie anderen Menschen zu Gefallen sein wollen, probieren sie womöglich verschiedene Behandlungen aus, versichern jedoch gleichzeitig, daß es ja doch nichts helfen wird.

(Twelve Healers)

Stechginster

Ulex europoeus

An jedem Tag und in jedem Augenblick drücken wir in unserer Lebenseinstellung Hoffnung oder Pessimismus aus. Entweder bejahen wir das Leben oder wir verleugnen es. Es gibt Zeiten, in denen uns unsere Lebenserfahrungen verzweifeln lassen und wir alle Hoffnung verlieren. Und dennoch leben wir weiter. Wir leben nur halb in einem Zustand der chronischen Resignation, denn wir haben unser Herz verloren, wie Bach es ausdrückte. In einer solchen Gemütsverfassung bewirkt keine Behandlung eine Verbesserung, wenn der Wille zu leben in uns nicht wiedererweckt wird. Nur wenn die Lebenskraft wiederbelebt wird, können wir auf Besserung hoffen. Dr. Bach erkannte, daß dieser Zustand bei Menschen auftaucht, die lange Zeit krank gewesen sind, an ihre Probleme gewöhnt sind, keine weitere Besserung erwarten und in eine Sackgasse geraten sind. Um ein Heilmittel für diese Menschen zu finden, suchte er nach einer Pflanze, die die Kraft des Sonnenlichts (»sie sehen so aus, als ob sie mehr Sonnenschein in ihrem Leben bräuchten, der die Wolken verscheucht« [C. W., 71]), die Kraft der Zielstrebigkeit, um Schwierigkeiten zu überwinden, und den Schutz zu geben, der ihnen den Mut geben würde zu kämp-

Die Blätter und Blüten

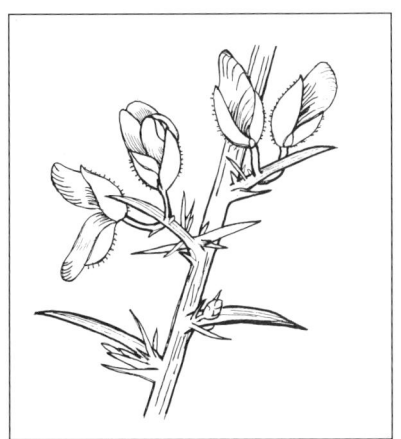

fen. Diese Pflanze war der Stechginster.

Der Stechginster trägt die Kraft der Sonne in seinen goldenen, gelben Blüten. Wenn er zu Anfang des Frühlings in voller Blüte steht, strahlt er leuchtende Intensität aus, die das Land zu neuer Hoffnung und neuem Leben erweckt. Viele andere Frühlingsblumen geben dieses Gelb wieder. Sie bringen das gelbe Licht ins Leben: In Verbindung mit der blauen Dunkelheit des Winters ergibt dies das frische Grün des Sommers. Aber der Stechginster blüht bereits im Winter und widersteht der Kälte und dem Schnee. Sogar an der Wintersonnenwende zeugt er von neuem Leben. Vielleicht schwindet die Hoffnung ein wenig, aber man verliert sie niemals ganz. Diese unverwüstliche Kraft wird von der Natur geschützt. Um Tiere daran zu hindern, die Blüten zu fressen, hat der Stechginster große Dornen, die ihn schützen und auch diejenigen, die in seinem Unterholz Zuflucht suchen. Er ist ein wahrer Löwe goldener Kraft, Zuversicht und Vertrauen.

Standort

Stechginster kommt in ganz Deutschland vor, besonders in Moor und Heide. Er gedeiht auf den meisten Böden, vermeidet jedoch Kalk und bevorzugt leicht saure Moorböden und trockene Sandgebiete. Im Sommer brechen die reifen Samen auf und auf diese Weise verbreitet sich der Stechginster langsam und beherrscht ein ganzes Gebiet.

Identifikation

Es gibt nur drei Arten von Stechginster. Obwohl sie sich in Größe und Farbe unterscheiden, sehen sie sehr ähnlich aus … ein sehr stacheliger, immergrüner Busch! *Ulex europoeus,* den Bach auswählte, ist der größte Stechginster, der bis zu 2 m hoch wird und viele Zweige hat, die mit kräftigen, spitzen Dornen bedeckt sind (10 bis 20 mm). Die kleineren Stechginster (*Ulex minor* und *Ulex gallii*), die beide später im Jahr blühen, geben im September als Kombination mit dem Heidekraut ein wunderschönes Bild ab. Ihre Blüten sind nicht so goldfarben, sondern vielmehr sind sie von einem hellen, blassen Gelb, wie die Blüten des Besenginsters. Besenginster ist ein verwandter Strauch, der keine Dornen und kleine, runde Blätter hat.

Blütezeit

Obwohl es stimmt, daß Stechginster das ganze Jahr hindurch blüht, steht er im Frühling und Frühsommer von Ende März bis Anfang Juni in vollster Blüte.

Herstellung

Die Essenz des Stechginsters wird mit der Sonnen-Methode hergestellt (siehe Seite 25). Wäh-

len Sie einen Ort, wo Stechginster üppig wächst und wählen Sie die Blüten von Büschen aus der Buschgruppe aus. Die Blüten werden von dem kurzen Stiel gepflückt und auf das Wasser gelegt. Bach empfahl, die Blüten zu einem Zeitpunkt zu pflücken, kurz bevor der Stechginster seine ganze Pracht entfaltet hat und kurz bevor er zu duften beginnt. Dies ist wahrscheinlich Mitte April.

Ein blühender Zweig

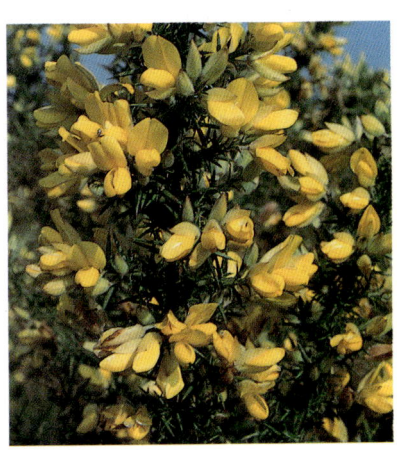

HEATHER

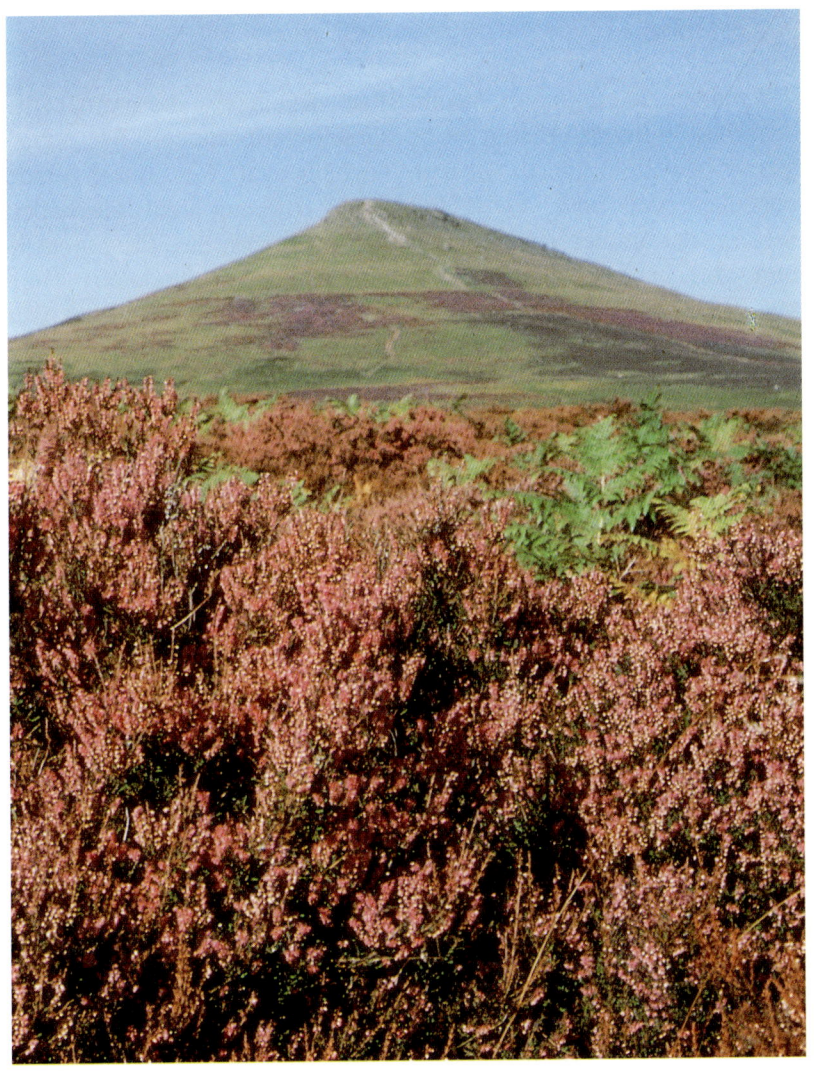

Affirmation

Wir müssen uns standhaft darum bemühen, unseren inneren Frieden zu bewahren, indem wir uns vorstellen, daß unser Geist ein See ist, der immer ruhig bleibt und von kleinen Wellen, und seien sie noch so klein, aufgewühlt wird. Allmählich müssen wir diesen Zustand des Friedens so weit vertiefen, bis kein Ereignis oder Lebensumstand, noch irgendein anderer Mensch die ruhige Oberfläche dieses Sees in Aufruhr bringen kann...
(C. W., 152)

Indikation

Für diejenigen, die immer die Gesellschaft anderer Menschen suchen, egal, wer ihnen gerade zur Verfügung steht. Sie haben das Bedürfnis, ihre Privatangelegenheiten mit anderen Menschen zu besprechen, egal wer dies gerade ist. Sie sind sehr unglücklich, wenn sie, und sei dies auch nur für kurze Zeit, alleine sein müssen.
(Twelve Healers)

Heidekraut

Calluna vulgaris

Die meisten von uns wohnen in Klein- und Großstädten. Wir leben in engen Grenzen und zwängen uns in das dichte Gedrängel des Stadtlebens. Und zum größten Teil sind wir alle ein wenig selbstsüchtig. Wir verbringen unser Leben damit, uns um unsere eigenen Belange zu kümmern, uns nur mit unseren eigenen Problemen und unserem eigenen unbedeutenden Leben zu beschäftigen, so als ob uns nichts anderes etwas anginge. Scheinbar ist dies ganz natürlich! Doch wenn wir nur um uns selbst kreisen, kann es passieren, daß wir sehr einsam werden. Wir haben den Kopf voller Gedanken und suchen verzweifelt nach anderen Menschen, mit denen wir diese Gedanken teilen können. Oder wir schauen uns nach Menschen um, deren Probleme unsere eigene innere Leere füllen können. Doch wenn dies die Lage der Dinge ist, ist es nicht mehr natürlich. Wie Bach es beschreibt, handelt es sich in diesem Fall um einen Zustand ständiger Schwierigkeiten, der unsere wahre Persönlichkeit überlagert und verdeckt. Wir brauchen uns nur die Stille eines klaren Nachthimmels, die ruhige Tiefe eines friedlichen Sees oder die meditative Stille der Berge vorstellen, um zu verstehen warum. Wir sind zwischen lauter Gebäude ge-

Ausschnitt der Blüten

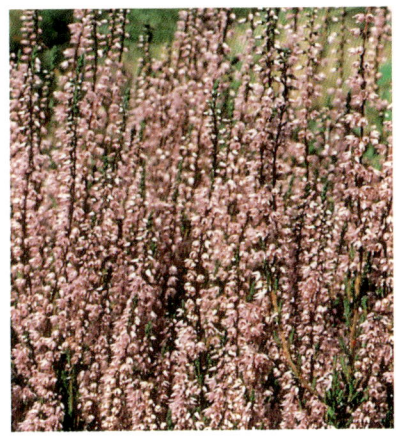

zwängt und vergessen daher leicht die Orte, wo es immer noch Wildnis gibt. Schließlich fürchten wir uns vor diesen Orten, so wie wir auch Furcht vor der Wildnis unserer Seele haben.

Die Pflanze, die in den letzten europäischen Wildnisgebieten gedeiht, ist das Heidekraut. Seine rosa und purpurnen Blüten bedecken am Ende des Sommers die Berge wie ein mildes Feuer, das uns den Segen bringt, der unsere innere Sehnsucht stillt und uns in unserer Einsamkeit tröstet. Bach schrieb, daß dieses Heilmittel die Furcht beschwichtigt und die Ängste derjenigen besänftigt, die sich übertrieben große Sorgen über Kleinigkeiten machen. Das Heidekraut gedeiht sogar im Moor auf kahlen und kargen Böden, wo nur wenige andere Pflanzen wachsen können. Dies bewerkstelligt es, indem es selbstbewußt wird. Es wächst in Buschgruppen, die sich immer mehr ausbreiten. Die winzigen Blüten erinnern an das aufgeregte Geschnatter einer Menschenmenge oder einen Miniaturwald. In 20 oder 30 Lebensjahren verdrängt der niedrige Busch alle anderen Pflanzen und macht den Erdboden sauer. Daher verkörpert das Heidekraut sowohl die positiven als auch negativen Aspekte des mit ihm verbundenen Seelenzustands: Es kann in der Einsamkeit überleben und doch hindert es andere Pflanzen daran, in seiner Nähe zu leben. Aber der Gedanke, der sich in ihm manifestiert, führt zu einer Integration, so daß wir in uns selbst finden können, was wir sonst bei anderen suchen, und anderen zugestehen können, was uns selbst wahrhaft erfüllt.

Standort

Heidekraut gedeiht auf vielen unfruchtbaren Böden. Es verträgt Säure und wächst sowohl auf feuchten, sumpfigen Böden als auch in trockenem, sandigem Heideland. Am häufigsten findet man Heidekraut im Gebirge und in Mooren. Edward Bach erwähnt die Berge von Schottland und Wales, obwohl auch Devon oder Yorkshire geeignete Gebiete wären. Das Foto auf Seite 107 zeigt die Gegend von Suger Loaf in Gwent.

Identifikation

Es gibt nur eine *Calluna vulgaris,* obwohl ein paar andere Pflanzen (Erika) unter denselben Bedingungen gedeihen und von ihr unterschieden werden müssen. *Calluna vulgaris* ist ein holziger, immergrüner Busch mit sehr kleinen, engstehenden Blättern, die in dichten, gegenüberliegenden Reihen entlang den Stielen angebracht sind. Die Blätter der Erika hingegen sind quirlförmig um den Stiel angeordnet. Die rosa und purpurnen Blüten sind klein und vierblättrig, während Erika rote oder blaßrosa Blüten hat, die die Form einer Flasche oder Glocke haben. Wenn Sie ein Pflanzenlexikon zur Hand nehmen, werden die Unterschiede sehr schnell deutlich und die Verwirrung in bezug auf die verschiedenen Namen, die der Volksmund dem Heidekraut gibt, klärt sich.

Blütezeit

August und September, am Ende des Sommers.

Ein Heidekrautbusch

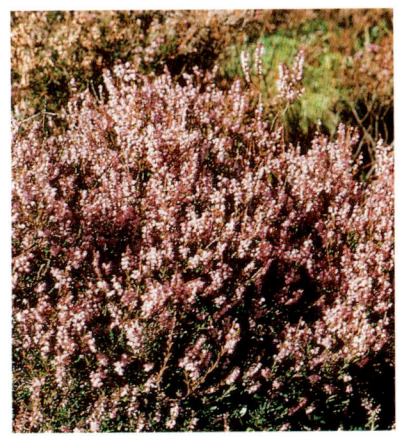

111

Herstellung

Heidekraut-Essenz wird mit der Sonnen-Methode hergestellt (siehe Seite 25). Dies ist das einzige Heilmittel, bei dem Bach ursprünglich empfahl, es nach Mittag herzustellen. Die blühenden Stiele werden gepflückt, wenn sie voll aufgeblüht sind. Man sollte darauf achten, daß man keine Stiele mit zu vielen Knospen und verwelkenden Blüten nimmt. Die kleinen Zweige werden auf die Wasserschale gelegt. Sammeln Sie Zweige von vielen verschiedenen Pflanzen aus dem Heidekrautteppich. Abarten, die in Gärten wachsen, sollten allerdings nicht verwendet werden.

HOLLY

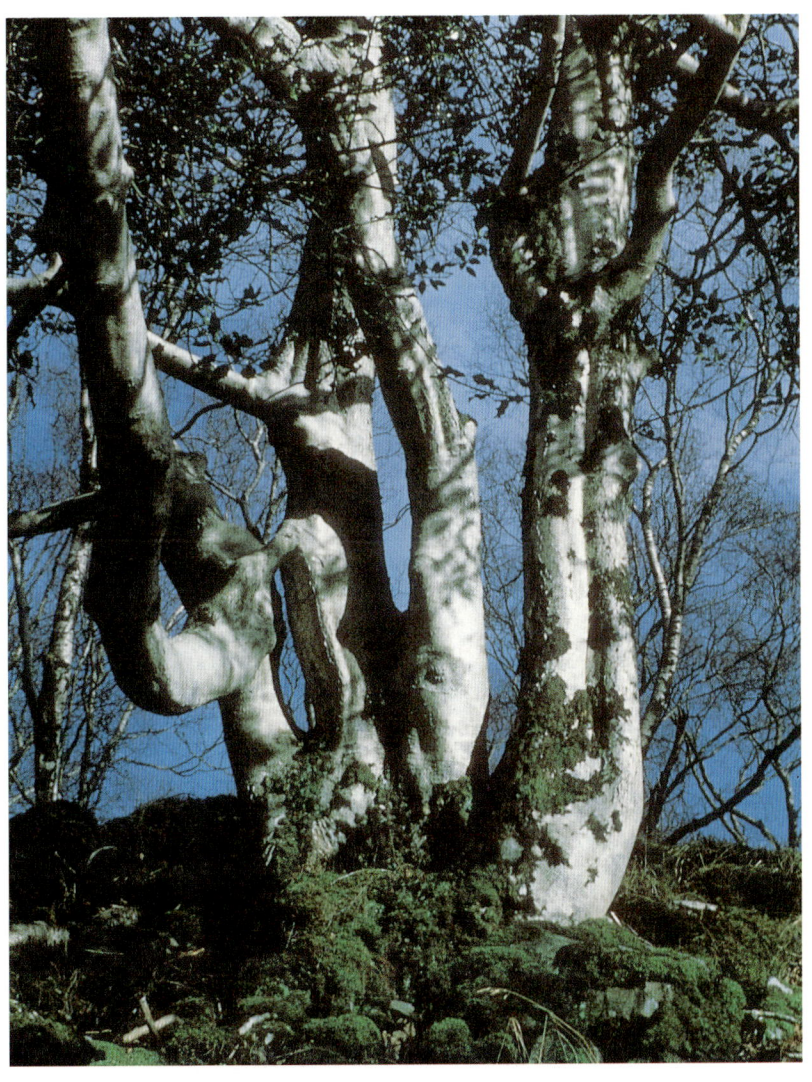

Affirmation

Unseren endgültigen Sieg werden wir durch Liebe und Nachsicht erringen, und wenn wir diese beiden Eigenschaften ausreichend entwickelt haben, wird uns nichts mehr etwas anhaben können, da wir immer Mitgefühl empfinden und keinen Widerstand bieten.

(C. W., 135)

Indikation

Für diejenigen, die manchmal von negativen Gedanken wie Eifersucht, Neid, Rachsucht und Argwohn befallen werden.

Auch gegen die verschiedenen Ärgernisse.

Es kann sein, daß diese Menschen innerlich sehr leiden, oftmals sogar, wenn kein wirklicher Grund für ihr Unglück vorhanden ist.

(Twelve Healers)

Stechpalme

Ilex aquifolium

Die Seelenzustände der 38 Heilmittel sind unter sieben Überschriften zusammengefaßt – die Überschrift für Stechpalme ist: Für diejenigen, die überempfindlich sind gegenüber Einflüssen und Ideen. Wie die Walnuß bietet die Stechpalme Schutz, Schutz vor negativen Einflüssen, die uns angreifen oder vielmehr in Besitz nehmen können. Wir wollen nicht eifersüchtig oder ärgerlich sein. Wir alle ziehen Glück der Wut vor. Aber bisweilen überkommt uns ganz einfach eine negative Stimmung. Es fährt in uns in Form eines böswilligen Gedankenmusters (von Märchenerzählern wurde hierfür das Bild eines Dämons benutzt), das von uns Besitz ergreift und sich oftmals auf Dauer in uns ansiedelt. Wenn dies geschieht, werden wir unkenntlich, unser natürliches Gesicht wird von Antipathie verzerrt und wir lehnen uns gegen alles auf, selbst wenn kein wirklicher Grund dazu vorhanden ist. Neid, Haß, Ärger oder Eifersucht können jeden von uns überkommen. Wenn wir wach sind, werden wir uns dem Angriff durch eine bewußte Reaktion des Herzens widersetzen, das diesem negativen Gefühl mit Liebe entgegenwirkt. Aber wenn wir uns solchen negativen Ein-

*Blüten (a) männlich,
(b) weiblich; (c) Blatt mit Dornen,
(d) großes Blatt*

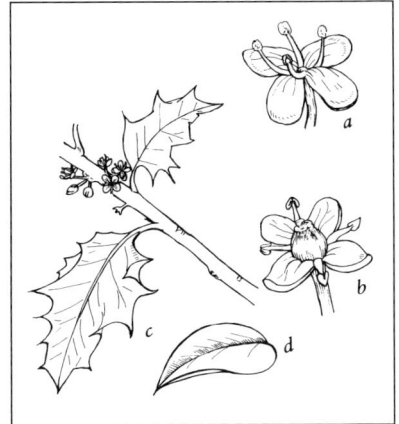

flüssen zu stark öffnen, werden wir Gefangene unseres eigenen Gemütszustands.

In der Überlieferung wird die Stechpalme sehr stark mit der Macht in Zusammenhang gebracht, Böses abzuwenden. Ob dies nun in den römischen Riten der Saturnalien, bei den Druiden oder in der christlichen Kirche ist, spielt keine Rolle. Es gibt nur wenige andere heimische, immergrüne, breitblättrige Bäume und schon deshalb ist die Stechpalme etwas Besonderes und hat den Ruf der Unsterblichkeit, da sie das ganze Jahr über ihre Blätter behält. Sie wächst langsam, aber mit großer Zielstrebigkeit und Kraft und bildet undurchdringliche Hecken. Die harten, wächsernen Blätter zeugen von ihrer Vitalität. In einem praktischen Sinne treten die Dornen an den unteren Blättern so stark hervor und sind deshalb dazu gedacht, Tiere daran zu hindern, sie zu fressen, aber dieser physische Schutz ist ein Symbol für einen subtileren Schutz, den dieser Baum verkörpert. Bach bezeichnete die Heilpflanzen, die er im Jahre 1935 fand (die zweiten 19), als ›spiritueller‹, Pflanzen, die uns helfen können, »das innere, höhere Selbst zu entwickeln«, das die Macht hat, die Schwierigkeiten in unserem Leben zu überwinden. Daher besteht die Wirkung der Stechpalme darin, uns mit unserem eigenen Selbst wiederzuvereinen, die Negativität aus uns zu vertreiben und uns mit den heilenden Schwingungen der Liebe zu durchströmen. Sie wirkt schützend, aber auch transformierend. Dies erkennen wir noch besser an dem süßen Duft der Blüten, als an der Schärfe der Blätter. Wenn sich die Knospen im Mai öffnen, werden die Bienen von dem zarten Duft angelockt. Süß duftende Blüten berühren immer das Herz.

Identifikation

Die Stechpalme ist ein verbreiteter, immergrüner Baum oder

Busch, dessen Stamm eine glatte, graue Rinde hat und bis zu 20 m hoch wird. Am besten erkennt man die Stechpalme an ihren stacheligen Blättern. Weiter oben am Baum sind diese im allgemeinen weniger stachelig. An alten Stechpalmen können die Dornen ganz fehlen.

Die Blüten sind klein, weiß und vierblättrig, rosa gefärbt und sie duften stark. Im allgemeinen sind die Bäume entweder männlich oder weiblich (was der Grund dafür ist, warum einige Bäume keine Früchte tragen). Männliche Blüten sind etwas größer und haben heraussteheende Staubgefäße, die weiblichen Blüten haben rudimentäre Staubgefäße und einen großen Stempel, der zur Beere wird.

Es gibt viele Zierstechpalmen, die allerdings nicht verwendet werden sollten.

Blütezeit

Mai bis Juni.

Herstellung

Stechpalmen-Essenz wird mit der Koch-Methode hergestellt (siehe Seite 26). Die blühenden Zweige werden so abgeschnitten, daß sie in den Topf passen. Es können männliche oder weibliche Blüten verwendet werden, aber sammeln Sie sie von verschiedenen Bäumen. Die Blätter sind sperrig und passen nur schwer in den Topf, aber man sollte ein paar hinzufügen.

Ausschnitt der Blüte

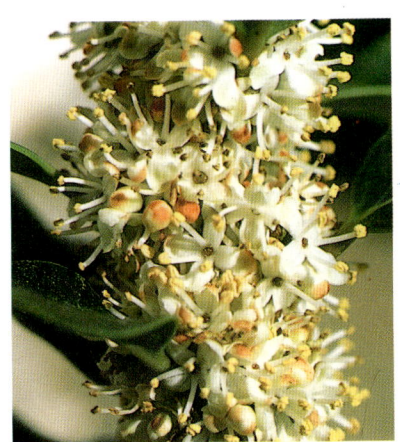

HONEYSUCKLE

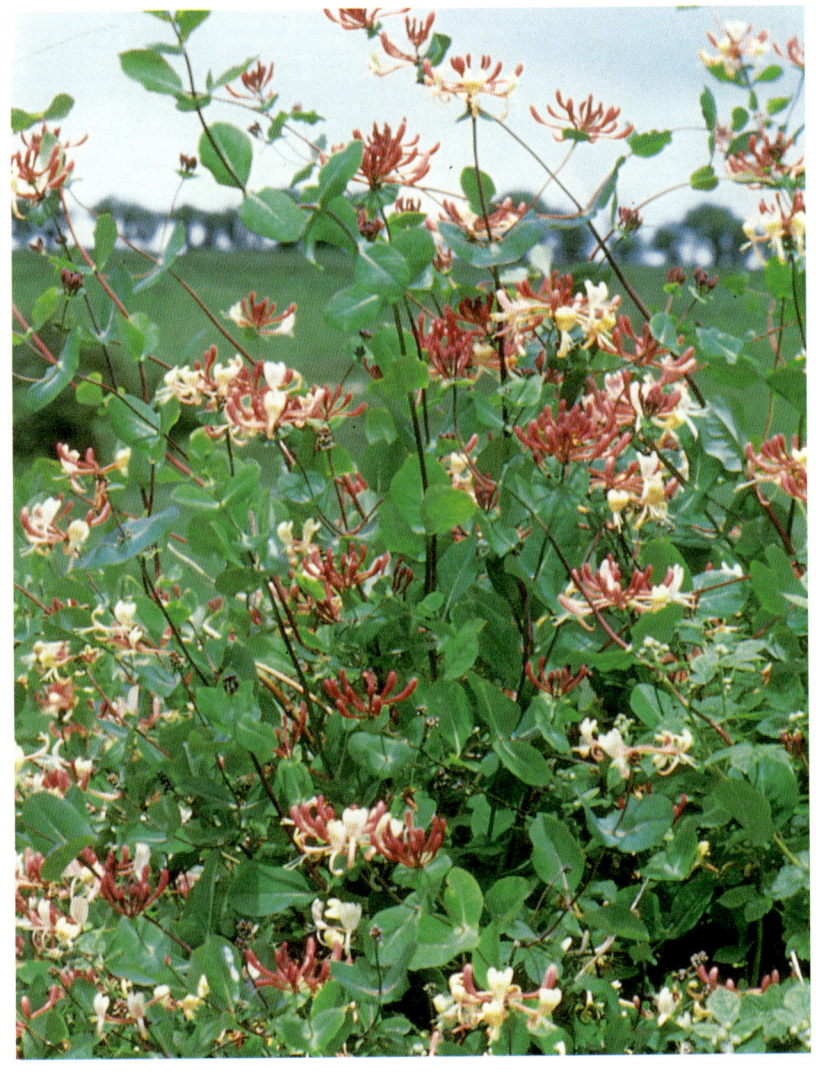

Affirmation

Schließlich sollten wir keine Angst haben, uns ins Leben hineinzustürzen. Wir sind hier, um Erfahrungen zu sammeln und uns Wissen anzueignen, und wir werden nur wenig lernen, wenn wir uns den Realitäten nicht stellen und nach besten Kräften suchen.

(C. W., 138)

Indikation

Für diejenigen, die sehr stark in der Vergangenheit leben, vielleicht, weil sie in dieser Zeit sehr glücklich waren oder sie an einen verlorenen Freund erinnert, oder weil sie einem Wunschtraum nachtrauern. Sie erwarten nicht, daß sie noch einmal so glückliche Zeiten erleben könnten.

(Twelve Healers)

Geißblatt

Lonicera caprifolium

Janus, einer der ältesten römischen Götter, soll zwei Gesichter gehabt haben: eines, das zurück in die Vergangenheit, und eines, das nach vorne in die Zukunft blickte. Dem ersten Monat im Jahr gaben wir den Namen Januar, weil Janus den Beginn neuer Ereignisse und den Eingang in Gebäude bewachte. All diese Eigenschaften werden sehr stark mit dem Seelenzustand des Geißblatts verbunden. Da es zu der Pflanzenfamilie *Caprifoliaceae* gehört, können wir eine Verbindung zu dem Tierkreiszeichen Steinbock und ebenso zu dem Monat Januar erkennen – nicht, weil Ziegen die Pflanze mögen, sondern weil das Geißblatt im Januar beginnt, seine Blätter zu entfalten. Oftmals wächst es wie ein schmückender Bogen über Hauseingängen, über die Janus als der Gott der Eingänge wacht. Vor allem ist das Geißblatt das Heilmittel für diejenigen, die zu stark in der Vergangenheit und ihren Erinnerungen leben, anstatt in der Aussicht auf eine neue Gelegenheit. Obwohl es von wesentlicher Bedeutung ist, daß wir aus der Vergangenheit lernen (Chestnud Bud macht dies deutlich), beinhaltet dieser Seelenzustand, daß man sich zurück in die Vergangenheit

(a) Zusammengewachsenes Blatt, (b) gestieltes Blatt des gewöhnlichen Geißblatts

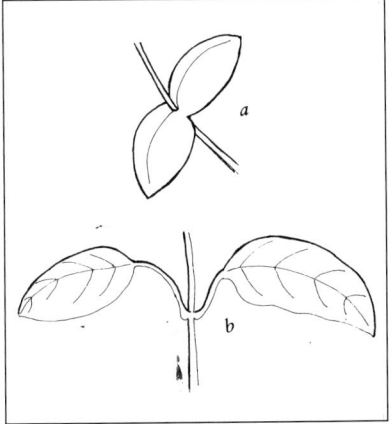

sehnt, in eine Situation, die angenehmer zu sein scheint als unsere gegenwärtigen Lebensumstände. In diesem Seelenzustand des Geißblatts leben wir in unseren Gedanken und vergeuden unsere Lebenskraft an die Bilder, die in unseren Astralkörpern wie Träume gespeichert sind. Infolgedessen leben wir immer weniger in der Realität der Gegenwart und immer mehr in den Dingen, die bereits tot und längst vergangen sind.

Als Bach das Geißblatt als einen Ausdruck dieser Mentalität erkannte, wählte er eine besondere Art dieser Pflanze aus: das Rote Geißblatt, das nicht die heimische, englische Pflanze ist. Die gelbe Blüte strahlt die süße Zartheit und Romantik einer ›süßlich duftenden Geißblattlaube‹ in ›einem Mittsommernachtstraum‹ aus, ein Zauberer aus einem Märchen. Aber die Kraft des Rots zwingt uns, diesen Zustand aufzugeben, und wirft uns zurück in die Gegenwart, so daß wir mit dem anderen Gesicht des Janus in die Zukunft blicken können. Die berstende Vitalität der blutroten Blumenkrone weist eine klare, weiße Umrandung auf.

Die Blütenblätter öffnen sich, um die zarten Staubfäden der Staubgefäße freizugeben. Wie winzige Trompeten verkünden sie das Jetzt.

Standort

Das Rote Geißblatt ist entweder eine wildwachsende Kreuzung oder ein Ableger aus Gärten. Es wurde aus Holland eingeführt, wo diese hellrote Art wächst. Da diese Pflanze ihre Qualität durch das Rot, das mit ihrem Wachstumsmuster verbunden ist, erhält, verkörpert auch eine Gartenpflanze diesen Heilmittelzustand. Oftmals gedeiht das Rote Geißblatt üppig in alten, ländlichen Gärten. Obwohl wildwachsende Pflanzen selten sind, findet man sie gelegentlich in Wäldern und Hecken.

Identifikation

Das Geißblatt ist eine kriechende Kletterpflanze, die über Hecken und kleine Bäume wächst und bis zu 6 m lang wird. Die Blätter sind in gegenüberliegenden Paaren angeordnet, die Blüten befinden sich am Ende des Stiels und bilden eine Traube von länglichen, roten Röhren, die aufplatzen, um die Staubgefäße und den Griffel freizugeben. Das Innere der Röhren ist weiß, wird jedoch gelb, wenn die Blüte Pollen angesetzt hat. *Lonicera caprifolium* und *Lonicera periclymenum* können an den Blättern unterschieden werden. *Lonicera caprifolium,* das Bach wählte, hat zusammengewachsene Blätter (nur an den oberen Stielen), das heißt, sie wachsen ohne Stiel aus dem Stengel. *Lonicera periclymenum* hat auch eine rosafarbene Abart, weshalb man die Blätter sehr sorgfältig untersuchen sollte. Fliegengeißblatt (*Lonicera xylosteum*) hat gelbliche Blüten, ist kleiner und hat spitze Blätter.

Blütezeit

Juni bis August.

Herstellung

Geißblatt-Essenz wird mit der Koch-Methode hergestellt (siehe Seite 26). Die Blüten werden mit ein paar Blättern gesammelt. Wählen Sie vorwiegend rote und weiße Blüten aus und Stiele, an denen nicht allzu viele verwelkende Blütenblätter sind.

Blüte

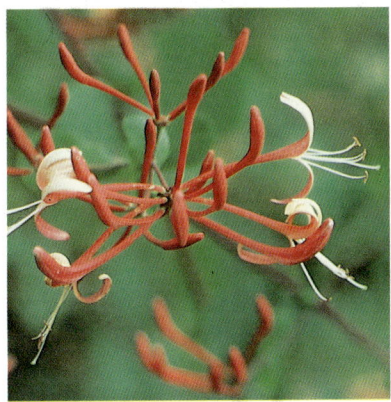

HORNBEAM

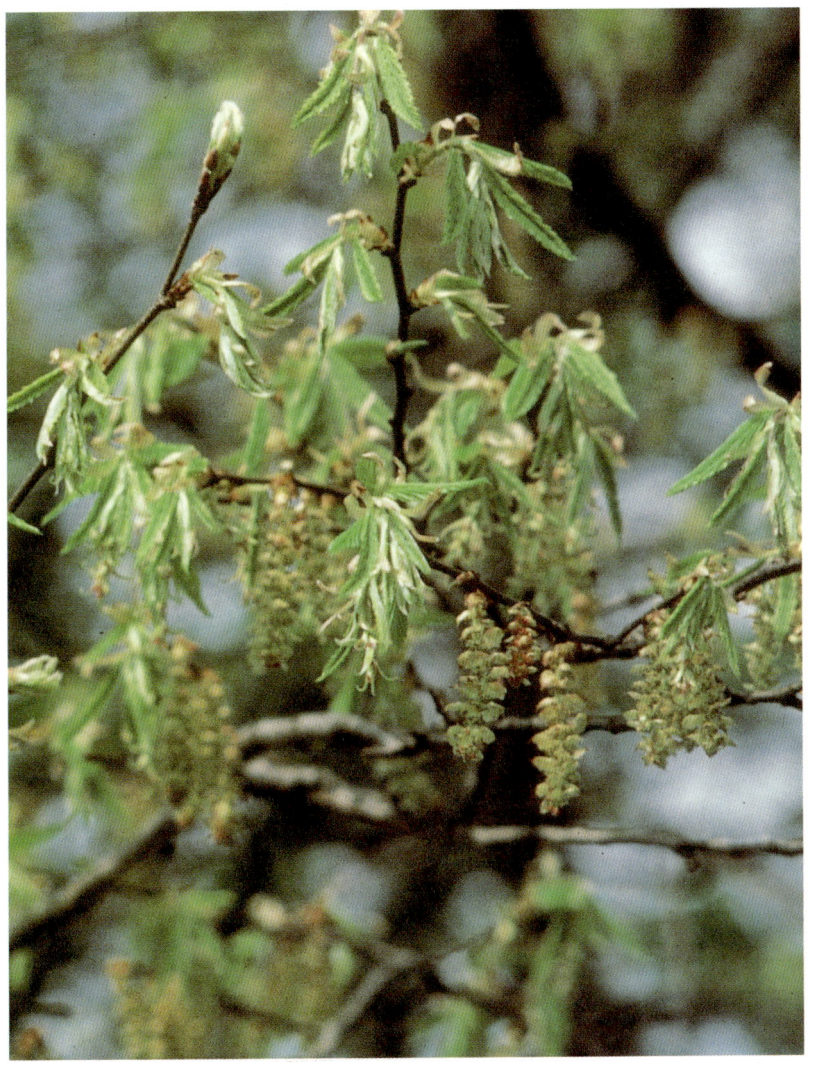

Affirmation

Daher birgt jeder Augenblick unserer Arbeit und Freizeit einen Lerneifer in sich, den Wunsch, wirkliche Dinge, wirkliche Abenteuer zu erleben und lohnenswerte Taten zu vollbringen...
(C. W., 149)

Indikation

Für diejenigen, die glauben, daß sie weder die geistige noch körperliche Kraft haben, die Last des Lebens zu tragen. Es erscheint ihnen zu schwer, ihren alltäglichen Pflichten gerecht zu werden, obwohl sie ihre Aufgabe im allgemeinen erfolgreich bewerkstelligen.

Für diejenigen, die glauben, daß ihr Geist oder ihr Körper gestärkt werden muß, bevor sie ihre Aufgabe mühelos erfüllen können.
(Twelve Healers)

Hainbuche

Carpinus betula

Die Hainbuche ist ein kräftiger Baum. Als Heilmittel stärkt sie uns, wenn wir glauben, daß wir unser Leben nicht meistern und die Last unserer alltäglichen Pflichten nicht tragen können. Während Olive das Mittel für wirkliche Erschöpfung ist, wirkt die Hainbuche, wenn man das Gefühl hat, müde zu sein. An der Symbolik dieses Baums läßt sich dies nur schwer erkennen. Obwohl die Hainbuche ein eleganter Baum mittlerer Größe ist, der mit seinen pagodenförmigen Deckblättern, die die weiblichen Blüten umhüllen, das ganze Jahr über schön anzusehen ist, ist er ansonsten eher unscheinbar. Anhand seiner praktischen Anwendungsmöglichkeiten können wir jedoch die Kraft der Hainbuche erkennen. Ihr Holz ist außergewöhnlich hart und glatt, weiß wie Horn oder Knochen, sehr stark und widerstandsfähig. Heutzutage dient die Hainbuche fast nur noch zur Zierde, aber früher fand sie vielseitige Verwendung: Zur Herstellung von Hämmern, Kegeln, Wagenrädern, Windmühlenrädern, als Joch für die Ochsen, die einen Pflug zogen, für die feinen und beweglichen Teile eines Klaviers und als hartes und festes Brett für Metzger, um Fleisch zu schneiden. Für diese sonderba-

Blüten (a) weiblich,
(b) männlich; (c) Blatt

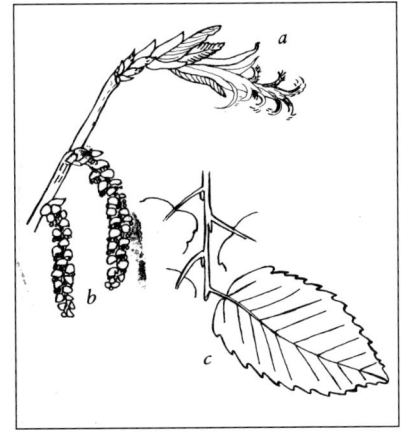

ren und vielfältigen Zwecke eignete sich dieses Nutzholz besonders gut. Als Kollektiv zeugen diese Bäume von Kraft, Nützlichkeit und einem guten Zweck. Dies ist die Natur des positiven Seelenzustands der Hainbuche. Sie hat bleibende Kraft, wahre Zielstrebigkeit, sich für das einzusetzen, was getan werden muß.

Die Hainbuche ist ein anpassungsfähiger Baum und läßt sich zu Bogengängen und Blattlauben

Der blühende Baum

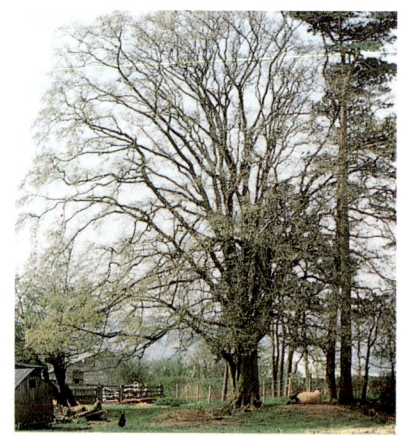

schneiden: Der Hainbuchenweg in Hampton Court ist ein Beispiel dafür. Es lohnt sich, diese Sehenswürdigkeit zu besichtigen, da die Hainbuche hier so zugeschnitten wurde, daß sie einen Tunnel bildet, durch den man gehen kann. Das dichte Blattwerk bietet kühlenden Schatten, die Dynamik des Baums verleiht sprühende Vitalität. Die Hainbuche ist abgehärtet und gleichgültig gegenüber den Launen des Erdbodens, sie verträgt rauhe Winde und widersetzt sich den Holzfällern — früher wurden die Hainbuchen von Epping Forest ausgelichtet, um Brennholz für die Ortsansässigen zu liefern, die von Königin Elizabeth I. dafür eine Lizenz erhalten hatten. Das Nutzholz läßt sich sehr gut in Klötze schneiden.

Identifikation

Die Hainbuche wird bis zu 20 m hoch und kann in gewisser Hinsicht mit der Buche verwechselt werden. Die Blätter sind ähnlich, aber unverkennbar gezahnt, ähnlich einem zarten Ulmenblatt. Die glatte Rinde des Stamms hat charakteristische graue Streifen wie kein anderer Baum. Die Blüten sind oftmals sehr zahlreich und auffällig. Männliche und weibliche Blüten befinden sich an ein- und demselben Baum, obwohl die einen oder anderen vorherrschend sein können. Die männlichen Blüten sind gelbe Kätzchen, die weiblichen sind kleiner und haben ungewöhnliche, gebogene Deckblätter. Diese bilden sich zu einem Flügel mit drei Spitzen aus, so daß sie fliegen und die Samen vom Baum forttragen können.

Blütezeit

April und Mai. Die Baumblüte ist nicht jedes Jahr gleich stark.

Herstellung

Hainbuchen-Essenz wird mit der Koch-Methode hergestellt (siehe Seite 26). Sammeln Sie Zweige mit männlichen und weiblichen Blüten von so vielen verschiedenen Bäumen wie möglich.

IMPATIENS

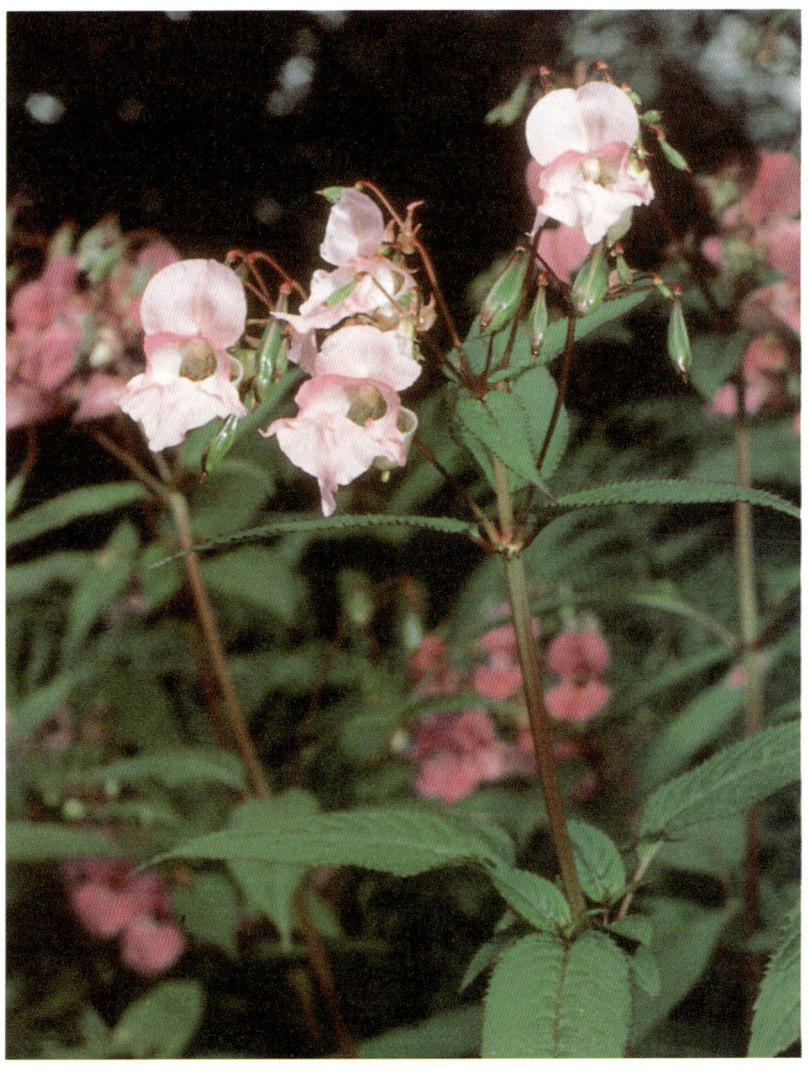

Affirmation

Wir streben nach außerordentlicher Nachsicht und der Fähigkeit zu verzeihen und diese wunderschöne malvenfarbige Blume, das Drüsentragende Springkraut, das an den Ufern einiger walisischer Flüsse wächst, wird uns mit ihrer Gnade auf unserem Weg behilflich sein.
(C. W., 108)

Indikation

Für diejenigen, die schnell im Denken und Handeln sind und deshalb alles ohne Verzögerung erledigen wollen. Wenn sie krank sind, sind sie darauf bedacht, schnell wieder gesund zu werden.

Es fällt ihnen sehr schwer, mit Menschen, die langsamer sind, geduldig zu sein, da sie Langsamkeit als falsch und Zeitverschwendung betrachten. Daher bemühen sie sich, solche Menschen in jeder Hinsicht anzutreiben.

Oftmals ziehen sie es vor, alleine zu arbeiten und ihre Gedanken für sich zu behalten, so daß sie alles in ihrem eigenen Tempo erledigen können.
(Twelve Healers)

Drüsentragendes Springkraut

Impatiens glandulifera

Das Drüsentragende Springkraut war wahrscheinlich das erste Blütenheilmittel, das Dr. Bach identifizierte. Als er sich im Jahre 1928 in Wales aufhielt, sah er diesen Himalajabalsam an einem Flußufer neben der Gefleckten Gauklerblume wachsen (*Mimulus*, siehe Seite 143 ff.). Bezeichnenderweise ist keine der beiden Pflanzen in Großbritannien heimisch. *Impatiens glandulifera* wurde um 1830 in Kaschmir entdeckt und nach England gebracht. Es wurde heimisch und bildete so erfolgreich Kolonien, daß es heute im ganzen Land vorkommt. Offensichtlich breitet es sich immer noch weiter aus. Es ist das Heilmittel für den Seelenzustand der Gereiztheit, Spannung und Schmerz. Das Wachstumsmuster, das das Drüsentragende Springkraut zeigt, dient als Erklärung, warum dies so ist, sowie um noch andere Aspekte dieses Heilmittelzustands zu verdeutlichen.

Bach entdeckte das Drüsentragende Springkraut als erstes Ende September, als die Schoten reif waren. Zweifellos beobachtete er, wie sie aufbrachen und die Samen wie kleine Gewehrkugeln herausschleuderten. Die Seiten der Schote sind elastisch und rollen sich wie winzige, sich win-

Ausschnitt der Blüte (a) Frontansicht, (b) Ansicht von der Seite, (c) Blatt, (d) Samenschote

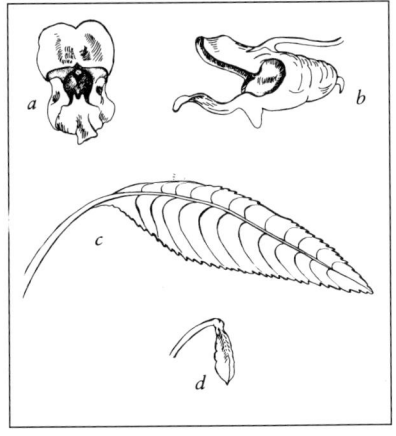

dende Schlangen zurück. Wenn Sie dies erleben wollen, drücken Sie ganz einfach auf eine der dicken, spitzzulaufenden Schoten und sie wird Ihnen auf sehr anschauliche Art und Weise den explosiven Reizzustand von Impatiens demonstrieren. Die Samen brauchen die Kälte des Winters, bevor sie aufkeimen, aber im Frühling sprießen sie schnell und überdecken schon bald andere Pflanzen. Aus diesem Grund wächst das Drüsentragende Springkraut so dicht und bildet eine wahre Blumenbank. Bach beobachtete, daß die Impatiens-Persönlichkeit gerne alleine arbeitet, zügig und ohne Unterbrechung, genau wie die Pflanze.

Die Pflanzen sind groß, verzweigt und haben viele Blätter mit zarten, fleischigen Stielen, die in ein paar Monaten bis zu 2 m hoch werden. Die Blüten sind erstaunlich zart für eine so kräftige Pflanze und hängen von einem zierlichen Stiel herab, gelassen und ausgeglichen, mit einem geöffneten Maul, das Insekten anzieht. Ständig aktiv, trägt das Drüsentragende Springkraut den ganzen Spätsommer hindurch gleichzeitig Knospen, Blüten und Samen. Die meisten Blüten sind intensiv malvenfarbig, von einem gesprenkelten Dunkelrot. Aber Bach legte fest, daß nur die zartmalvenfarbigen Blüten zur Herstellung des Heilmittels verwendet werden dürfen. Der Grund dafür liegt darin, daß sie kühler und zarter sind und das Wesen der sanften Zartheit übermitteln, die für den positiven Seelenzustand von Impatiens charakteristisch ist.

Standort

Man findet das Drüsentragende Springkraut an den Ufern von Flüssen und Bächen, wobei die Samen vom Wasser fortgetragen werden. Es gedeiht sowohl im Licht als auch im Schatten und verträgt unterschiedliche Böden, außer sie sind besonders sauer. Es bevorzugt sumpfigen Boden.

Identifikation

Impatiens glandulifera (auch bekannt als *Impatiens roylei*) ist die einzige Pflanze dieser Art, obwohl es zwei oder drei andere Balsamarten gibt, die mit ihr verwandt sind. In dieser Pflanzenfamilie ist das Drüsentragende Springkraut am größten und kräftigsten. Die anderen Arten haben gelbe oder orange Blüten. Es ist eine schnellwachsende, einjährige Pflanze. Die Blätter sind groß und spitzzulaufend mit einem gezackten Rand, dunkelgrün und wie der Stiel haben sie einen purpurfarbenen Rand. Die Blütenköpfe werden auf Stielen getragen, die aus einem Blattgrund herauswachsen. Die fünf Blütenblätter sind zusammengewachsen und bilden eine Art Kapuze oder Helm (manchmal wird sie ›Polizistenhelm‹ genannt). Dieses Drüsentragende Springkraut ist nicht dasselbe wie die bekannte Zimmerpflanze mit dem uns bekannten Namen ›Fleißiges Lieschen‹.

Blütezeit

Juli bis September oder bis zum ersten Frost.

Herstellung

Die Impatiens-Essenz wird mit der Sonnen-Methode hergestellt (siehe Seite 25). Dabei werden nur die blaßmalvenfarbigen Blü-

Eine Blumenbank von Drüsentragendem Springkraut

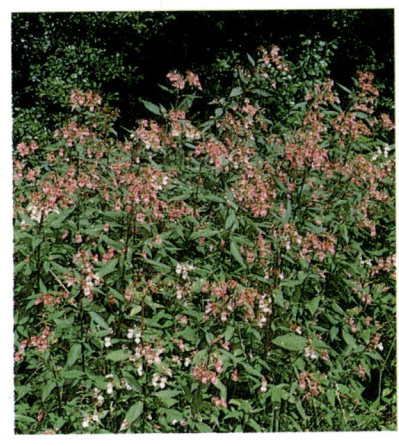

135

ten verwendet. Pflücken Sie sie von den zarten Stielen, und legen Sie sie auf das Wasser. Wählen Sie einen Ort, wo die Blumen wirklich sehr kräftig wachsen, und sammeln Sie die zartfarbenen Blüten von verschiedenen Pflanzen.

LARCH

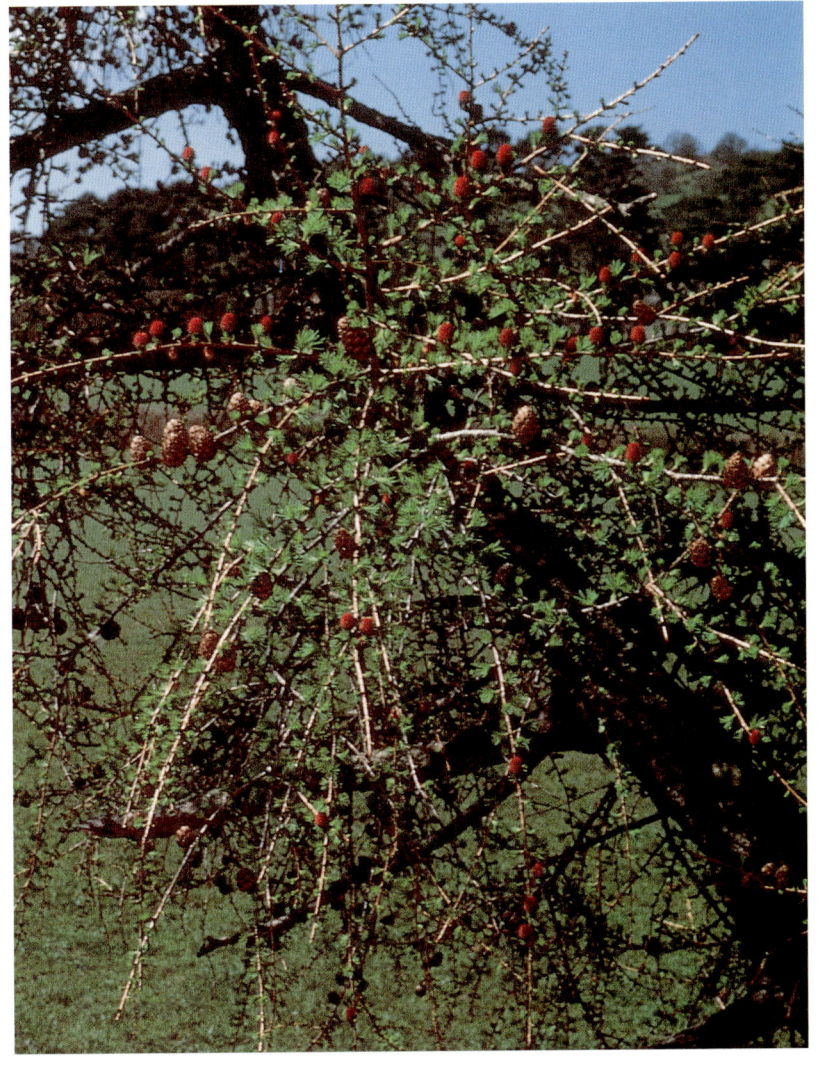

Affirmation

Wir wählen uns unsere irdische Berufung und die damit verbundenen äußeren Lebensumstände, die uns die besten Möglichkeiten geben, uns aufs vollste zu erproben. Wir kommen mit der vollen Kenntnis unserer besonderen Aufgabe in dieses Leben: Wir kommen mit dem unvorstellbaren Privileg zu wissen, daß all unsere Schlachten gewonnen sind, bevor wir sie ausgetragen haben, daß uns der Sieg gewiß ist, bevor wir auf die Probe gestellt werden, weil wir wissen, daß wir Kinder unseres Schöpfers und deshalb göttlich und unbesiegbar sind.
(C. W., 91)

Indikation

Für diejenigen, die sich für weniger fähig halten als die anderen, die immer nur eine Niederlage erwarten und glauben, daß sie niemals Erfolg haben werden. Deshalb wagen sie nichts oder machen keine Anstrengungen, erfolgreich zu sein.
(Twelve Healers)

Lärche

Larix decidua

Lärchen erwecken den Eindruck von Verzagtheit, besonders im Herbst, wenn sie zu sterben scheinen – anders als andere Koniferen werfen sie ihre Nadeln ab. Die Äste hängen schlaff herab und scheinen sich nicht mit der Bestimmtheit aufrichten zu wollen, die für ein kräftiges Wachstum notwendig ist. Dies ist der Seelenzustand der Lärche. Obwohl es sein mag, daß wir absolut lebenstüchtig sind, lassen wir uns von mangelndem Selbstvertrauen beeinflussen. Wir erwarten Fehlschläge und unternehmen keine Anstrengung, erfolgreich zu sein. Zweifellos ist diese Gemütsverfassung jedem von uns vertraut. Aber nun fragen wir uns womöglich, warum die Lärche das Gegenmittel für diesen Zustand liefert. Manche Menschen haben vielleicht das Gefühl, daß, obwohl Bach es erkannte, ihnen das Selbstvertrauen fehlt, sich mit dieser Frage zu beschäftigen...! Wenn wir die Lektion der Lärche lernen können, können wir das Muster erkennen, das in allen Heilmitteln verborgen liegt – es ist nicht außerhalb unserer Reichweite, sondern vielmehr brauchen wir nur das Vertrauen, es zu versuchen und zu erkennen.

Zweige mit Blüten (a) männlich, (b) weiblich; (c) alter Zapfen, (d) Umriß des Baums

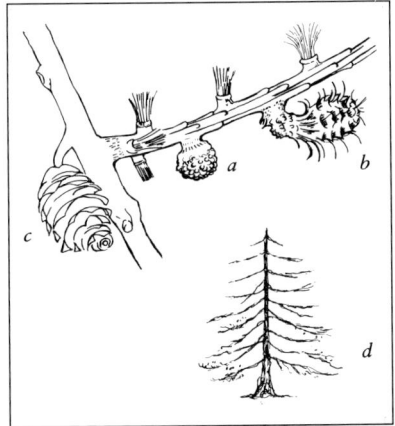

Die Lärche wächst sehr schnell und kräftig. Wie andere Koniferen ist dieser Baum aufrecht und hochgewachsen, obwohl sich die zarte Spitze des Baums anmutig biegt, unfähig, sich selbst aufrechtzuhalten. Die Lärche erscheint in sonderbarer Weise verschwommen. Die Feinheit der Nadeln, das Schwingen der Äste, das schemenhafte Flechtwerk und der unregelmäßige Umriß erwecken den Eindruck von Vorläufigkeit und Ungewißheit. Die Nadeln gehören zu den ersten, die im Frühling sprießen, und die kleinen Büschel zarter Nadeln färben allmählich die herabhängenden Zweige. Die Lärche hüllt sich schüchtern in einen grünen Mantel. Die Blüten sind unauffällig, doch wenn man sie näher betrachtet, sind sie fein strukturiert und voller Kraft, was den positiven Seelenzustand der Lärche charakterisiert. Hier haben wir es mit einem Wesen zu tun, das in der Tat ganz anders ist, als es aussieht. Die Lärche wurde Anfang des 17. Jahrhunderts aus den Gebirgsregionen Mitteleuropas nach England gebracht. Dort war sie an eine kurze Wachstumsperiode im Sommer und rauhe Winter gewöhnt. Sie ist in der Tundra heimisch, wo der Boden durch den Dauerfrost im Winter friert, so daß der Baum überhaupt kein Wasser aufnehmen kann. Deshalb muß die Lärche im Herbst ihre Nadeln abwerfen, um zu überleben.

Obwohl die Lärche so zart erscheint, ist sie tatsächlich unverwüstlich und widerstandsfähig gegenüber extremen Bedingungen. Wie bei den Menschen, die vom Lärchenzustand geprägt sind, ist dieser Baum zu viel mehr fähig, als es nach außen hin den Anschein hat.

Standort

Die Lärche bevorzugt gut bewässerte Böden und gedeiht nicht auf extrem sauren oder alkalischen Böden.

Identifikation

Die Lärche ist ein sehr charakteristischer Baum von 30 m Höhe oder mehr. Sie hat einen geraden, sich verjüngenden Stamm mit einer groben Rinde, die Zweige wachsen rechtwinkelig aus dem Stamm und biegen sich nach unten, wobei die Spitzen nach unten zeigen. Die Nadeln sind in grünen Büscheln angeordnet. Die Blüten beider Geschlechter befinden sich an ein und demselben Baum: Die weiblichen Blüten sind rot, die männlichen gelb. Aus dem Vorjahr bleiben eierförmige Zapfen an den Zweigen hängen. Es gibt viele Abarten der Lärche. Die japanische Lärche, *Larix kaempferi,* hat nur gelbe Blüten, während die Kreuzung *Larix × eurolepis, die* gezüchtet wurde, um resistent gegen Krankheiten zu sein, zarter ist und Zweige hat, die grau und nicht strohgelb sind. Die Farbe der Blüten dieser Abart reichen von Purpur bis Cremefarben mit roter Tönung. Auch andere Lärchenarten, wie zum Beispiel die amerikanische und westliche Lärche werden gezüchtet. Aber die verbreitete Lärche, *Larix decidua,* die Bach wählte, ist die üblichste Form des ausgewachsenen Baums außerhalb von Waldgebieten.

Blütezeit

Ende März und April.

Ausschnitt der Blüten

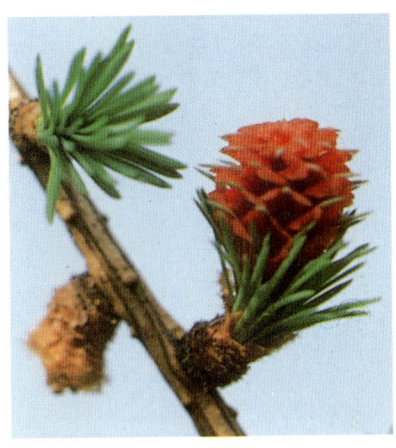

Herstellung

Lärchen-Essenz wird mit der Koch-Methode hergestellt (siehe Seite 26). Die Zweige werden von so vielen verschiedenen Bäumen wie möglich gepflückt. Dabei sammelt man sowohl männliche als auch weibliche Blüten mit jungen Blättern und schneidet die Zweige in einer Länge von ungefähr 15 cm ab, damit sie noch in den Kochtopf passen.

MIMULUS

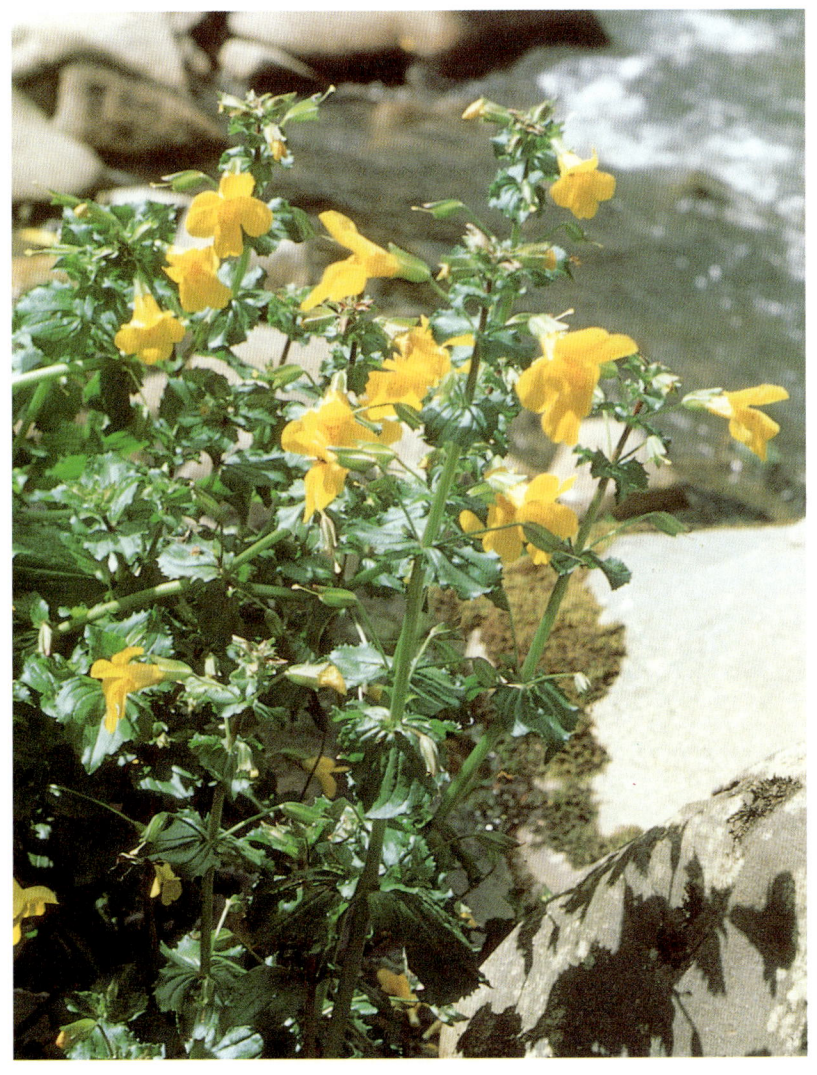

Affirmation

Die Angst vor der Realität hat keinen Platz in dem natürlichen Reich der Menschen, da das Göttliche in uns, das unser Selbst ist, unbesiegbar und unsterblich ist, und wenn wir dies erkennen könnten, hätten wir, als Kinder Gottes, nichts, vor dem wir uns fürchten müßten.

(C. W., 149)

Indikation

Für diejenigen, die Angst vor weltlichen Dingen, Krankheit, Schmerz, Unfällen, Armut, der Dunkelheit, dem Alleinsein und Unglück haben. Es sind die Ängste des alltäglichen Lebens. Diese Menschen behalten ihre Ängste und Befürchtungen für sich und sprechen nur ganz selten mit anderen darüber.

(Twelve Healers)

Gefleckte Gauklerblume

Mimulus guttatus

Die Gefleckte Gauklerblume oder Affenblume war eine der ersten drei Heilmittel, das Dr. Bach fand, als er am Fluß Usk im Jahre 1928 nach Pflanzen suchte. Die Gefleckte Gauklerblume wurde Anfang des 19. Jahrhunderts aus Nordamerika nach Großbritannien eingeführt. Der erste Bericht, daß sie sich in der Wildnis angesiedelt hat, stammt aus dem Jahre 1824, als man sie in der Nähe der walisischen Grenzstadt Abergavenny fand. Sie ist das Heilmittel gegen Nervosität und Angst, Ängste unbekannten Ursprungs. Jede Pflanze ist ein Ausdruck des Orts, an dem sie wächst und gleichzeitig ermutigen sie ihre besonderen Eigenschaften dazu, sich einen Standort zu suchen, wo ihre Natur ihren vollen Ausdruck finden wird. Während einige Pflanzen in Feldern und andere in Wäldern wachsen, findet man Mimulus daher an Steinen, an einem Flußufer, wo sie gewagt über dem Wasser hängt und ständig überspült und fortgeschwemmt wird. Wenn sie sich erst einmal angesiedelt hat, wurzelt die Pflanze im Kies des Flußbetts und, da sie keine Angst kennt, widersteht sie den Gefahren, die damit verbunden sind, zur Hälfte im Wasser zu wachsen.

Eine Bank von Mimulus an einem walisischen Bach

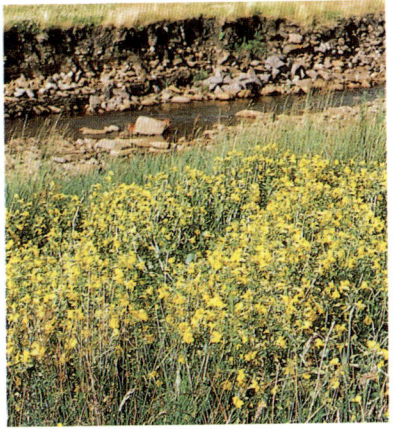

Angst ist ein Gemütszustand, der dazu führt, daß man nicht loslassen und dem Leben vertrauen kann. Bach sprach davon, daß Angst in unserem materialistischen Zeitalter verstärkt auftritt, weil wir so viel Bedeutung auf irdische Besitztümer legen, sei dies nun der Körper selbst oder äußerliche Reichtümer. Alles auf der Erde ist vergänglich, daher neigen wir dazu, in der Angst zu leben, daß wir etwas verlieren könnten oder darin versagen, uns etwas anzueignen. Die Gefleckte Gauklerblume liefert uns jedoch ein Beispiel dafür, wie wir inmitten aller Gefahren glücklich leben und durch das Akzeptieren unserer Situation Freiheit finden können, indem wir verletzlich sind und doch die Liebe zum Leben über unsere Angst stellen. Die Gefleckte Gauklerblume geht ein großes Risiko ein. Ihre Tausende von winzigen Samen fallen ins Wasser und werden fortgespült. Doch einige nisten sich am Ufer ein und aus den Steinen wächst eine neue Pflanze hervor. Wie das Gras, das auf dem Stauwehr wächst, können wir das Leben leichtnehmen und es so nehmen, wie es kommt. Wenn wir mit diesem kristallklaren Strom fließen und weil das Rauschen des Wassers beständig die frohe Melodie des Lebens singt, gibt es keine Angst. Die Freude wird vom Wasser in den hellgrünen Blättern und den zarten, leuchtendgelben Blüten der Gefleckten Gauklerblume zum Ausdruck gebracht: Sie ist zufrieden und glücklich und erweckt den Eindruck eines Lächelns des Mitgefühls und Friedens.

Standort

Die Gefleckte Gauklerblume wächst auf feuchten Böden und an Wasserläufen. Sie kommt jedoch immer mehr nur noch lokal vor, da sie die chemische Verseuchung der Flüsse nicht verträgt. Dort wo Bach die Gefleckte Gauklerblume ›in Vollkommenheit blühen‹ sah, nämlich am Fluß Usk, kommt sie heute nur noch selten vor. Bach sprach von »kristallklaren Flüssen, wo das Wasser klar ist« – in den Niederungen Großbritanniens sind solche Flüsse heute eine Seltenheit geworden.

Identifikation

Die Gefleckte Gauklerblume hat die fleischigen, grünen Stiele einer Wasserpflanze und wird ungefähr 50 cm hoch. Die Blätter sind gegenüberliegend angeordnet und umschließen den Stiel. Die Blüten sind fünfblättrig, aber sie sind zusammengewachsen und bilden die Form eines geöffneten Munds, von einem Durchmesser von ungefähr 25 bis 33 mm. Sie sind leuchtendgelb und haben an der Unterlippe ein paar rote Flecken. Bach bezeichnete die gelbe Blume ursprünglich als *Mimulus luteus,* aber später wurde sie als *Mimulus guttatus* identifiziert.*

Mimulus luteus ist eine ähnliche Blume aus Chile, die kleiner ist und im Gegensatz zu *Mimulus guttatus* eine deutlich unterscheidbare rotgefleckte Blüte hat. Die beiden Arten kreuzen sich, wobei die rote *Mimulus luteus* die gelbe *Mimulus guttatus*

* Der lateinische Name wurde in der Ausgabe der 12 Heiler aus dem Jahre 1952 in Übereinstimmung mit den Namensänderungen in den internationalen Regeln der botanischen Nomenklatur geändert.

Ausschnitt der Blüte

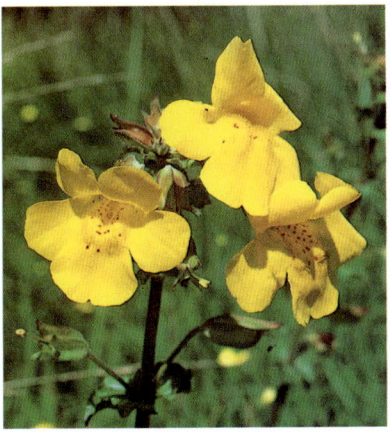

147

zu dominieren scheint. In angrenzenden Flußtälern wachsen beide Pflanzen separat, aber wenn sie stromabwärts aufeinandertreffen, sind die gelben Blüten dunkler und haben mehr rote Flecken. Auch Pflanzenzüchter züchten Kreuzungen und da sich diese wiederum ausbreiten und wechselseitig befruchten, wird auf diese Weise die natürliche Pflanzenform allmählich verändert. Die gelbe *Mimulus guttatus* ist die Art, die zur Herstellung der Bach-Blüten-Essenz verwendet wird.

Blütezeit

Von Juni bis August.

Herstellung

Mimulus-Essenz wird mit der Sonnen-Methode hergestellt (siehe Seite 25). Suchen Sie einen Ort, wo die Blumen an einem klaren Fluß kräftig wachsen. Pflücken Sie die Blüten von verschiedenen Pflanzen von den Stielen, und legen Sie sie auf die Oberfläche der Wasserschale.

MUSTARD

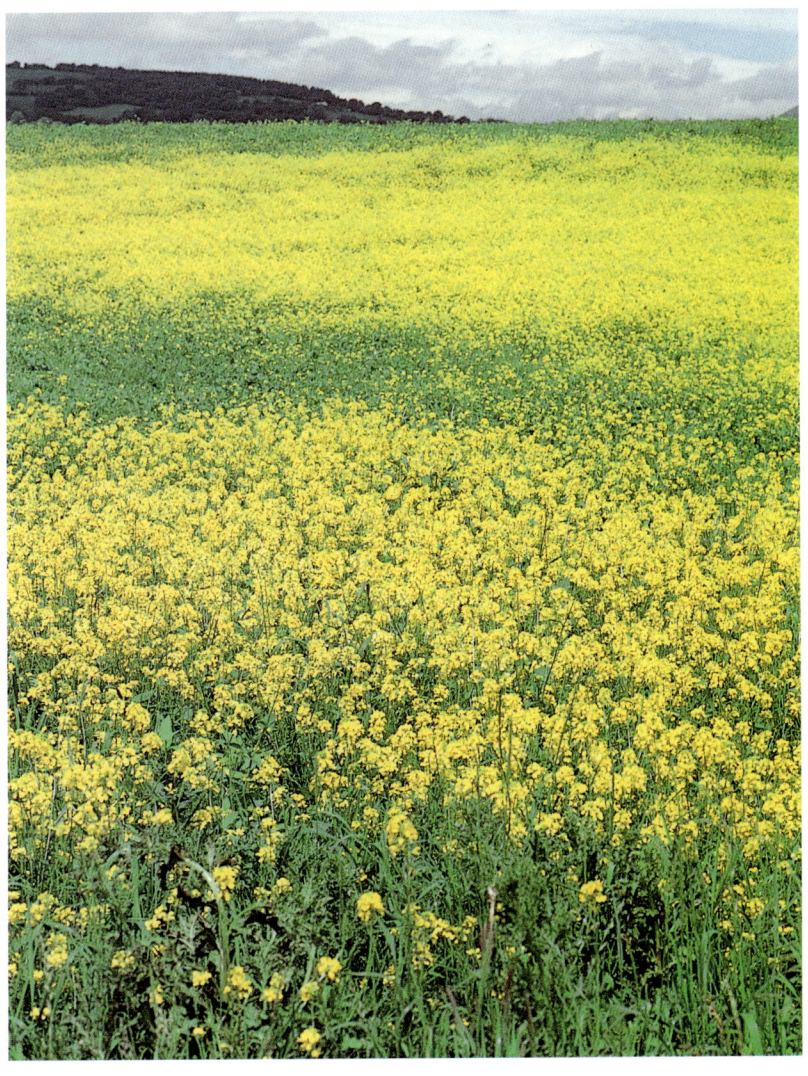

Affirmation

In allen Dingen sollte die Fröhlichkeit angeregt werden und wir sollten uns weigern, uns von Zweifeln und Depression bedrükken zu lassen, sondern wir sollten vielmehr daran denken, daß diese nicht zu unserer Natur gehören, denn unsere Seele kennt nur Freude und Glück.

(C. W., 150)

Indikation

Für diejenigen, die bisweilen schwermütig oder sogar verzweifelt werden, so als ob eine dunkle Wolke sie überschatten und das Licht und die Freude des Lebens auslöschen würde. Es scheint unmöglich zu sein, eine Erklärung oder einen Grund für solche Stimmungen zu finden.

Unter diesen Umständen ist es fast unmöglich, glücklich oder fröhlich zu erscheinen.

(Twelve Healers)

Ackersenf

Sinapis arvensis

In den letzten Jahren sind wir mit dem Bild der leuchtendgelben Rapsfelder vertraut geworden, den die Bauern in vielen Teilen des Landes anpflanzen. Dies ist nicht der Ackersenf, den Bach als Heilmittel für Schwermut und Depression auswählte, aber wir können eine Vorstellung davon bekommen, wie er in den 30er Jahren den Ackersenf auf den Feldern wachsen sah. Ein Kräuterbuch aus dem 16. Jahrhundert bezeichnet Ackersenf (oder Hederich, wie er üblicherweise genannt wird) als ein ›Unkraut‹, das im Getreide wächst. Viele Generationen lang ist es daher ein widerstandsfähiges Unkraut auf Ackerland gewesen. Bis Unkrautvertilgungsmittel zum Einsatz kamen, war es schwer zu vernichten und man sah häufig, daß es riesige Flächen färbte und die angepflanzten Getreidehalme, Rüben oder Gras überwucherte.

Die gelbe Blüte repräsentiert Fröhlichkeit, eine positive, lebensbejahende Helligkeit, ähnlich dem gelben Stechginster. Aber Ackersenf ist das Heilmittel für unerklärliche Depression, die dunkle, geistige Wolke, die scheinbar grundlos auftaucht. Dieser Aspekt des Heilmittels läßt sich anhand der Gewohnheit des Ackersenfs erkennen, plötzlich aufzutauchen und dann zu

Ein blühender Stiel
mit Samenkapseln und Blatt

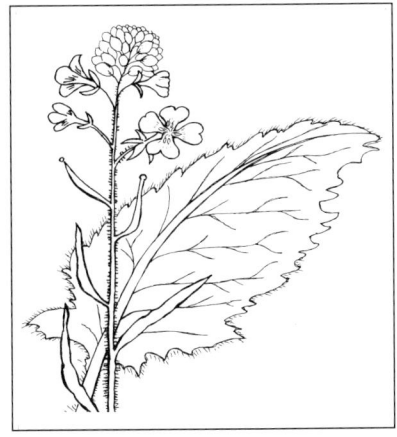

sprießen, wenn der Boden umge-graben worden ist. Vielleicht ist die Erde umgepflügt worden oder es wurde eine Straße gebaut. Die Saat des Ackersenfs ruht viele Jahre lang im Erdboden in einer sogenannten natürlichen Samen-bank: Hunderte, ja sogar Tausen-de von Samen liegen in einem Quadratmeter Erdboden vergra-ben und warten auf ihre Gelegen-heit zu wachsen, wenn die rich-tigen Bedingungen herrschen. Wenn sie durch Pflügen oder Graben auf die richtige Höhe unter der Erdoberfläche gebracht werden, keimen sie auf und be-herrschen sehr schnell alles, was ansonsten vielleicht darum kämpft, die nackte Erde zu bedek-ken. Daher steht eine Mustard-Depression oftmals mit einem Umstand in der langen Vergan-genheit der Lebensgeschichte der Seele in Verbindung. Der Seelen-zustand des Ackersenfs wie auch die Pflanze ist opportunistisch — es handelt sich um ein Verhal-tensmuster, das einen leeren Raum in Besitz nimmt. Obwohl das Heilmittel in seiner negativen Form einen trostlosen Zustand dunkler Verzweiflung repräsen-tiert, wie die nackte Erde, ist die positive Form der Pflanze glück-lich und fröhlich. Es mag sein, daß der Anblick von Ackersenf, der in einem Feld wächst, den Bauern verärgert, aber er erhellt trotzdem das Land wie der Son-nenschein.

Standort

Ackersenf ist ein weitverbreitetes Unkraut, das auf Feldern wächst und den Bauern beträchtliche Probleme verursacht. Infolgedes-sen wird es ausgerissen, mit Un-krautvertilgungsmitteln besprüht und ganz allgemein angegriffen. Aber da es jedesmal, wenn der Boden umgegraben wird, wieder auftaucht, ist es nicht allzu-schwer zu finden. Am häufigsten wächst der Ackersenf an den Rändern neugebauter Straßen. Die Pflanze liebt keinen sauren Boden.

Identifikation

Ackersenf ist eine einjährige Pflanze, die ungefähr 50 bis 70 cm hoch wird. Der Blütenkopf ähnelt vielen anderen artverwandten Pflanzen in der Kohlfamilie. Die Blüte ist vierblättrig und hat einen Durchmesser von ungefähr 15 bis 20 mm. Die Blätter sind dunkelgrün, unregelmäßig gelappt und gezahnt. Sowohl der Stiel als auch die Blätter sind behaart. Die Blüten wachsen aus den Blattachseln der Blätter heraus. Da sich die Blüten aufeinanderfolgend den Stiel hinauf öffnen, bilden sich die Samenkapseln am unteren Teil des Stiels. Bei der Identifizierung muß man große Sorgfalt walten lassen: Die meisten Abarten sind nicht behaart und haben hellere Blätter, die symmetrisch gelappt sind.

Blütezeit

Ackersenf blüht von Mai bis Juli.

Herstellung

Ackersenf-Essenz wird mit der Koch-Methode hergestellt (siehe Seite 26). Pflücken Sie die Blütenköpfe oberhalb der Samenkapseln, wenn sie im Frühsommer in vollster Blüte stehen. Sammeln Sie Blüten von so vielen verschiedenen Pflanzen wie möglich.

Eine Ackersenfpflanze

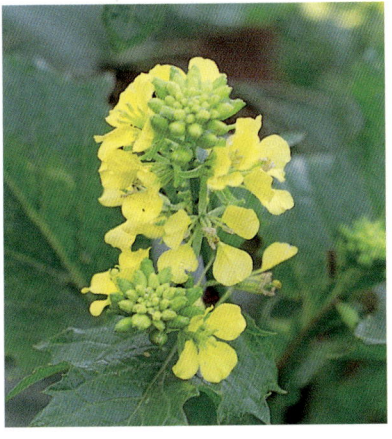

OAK

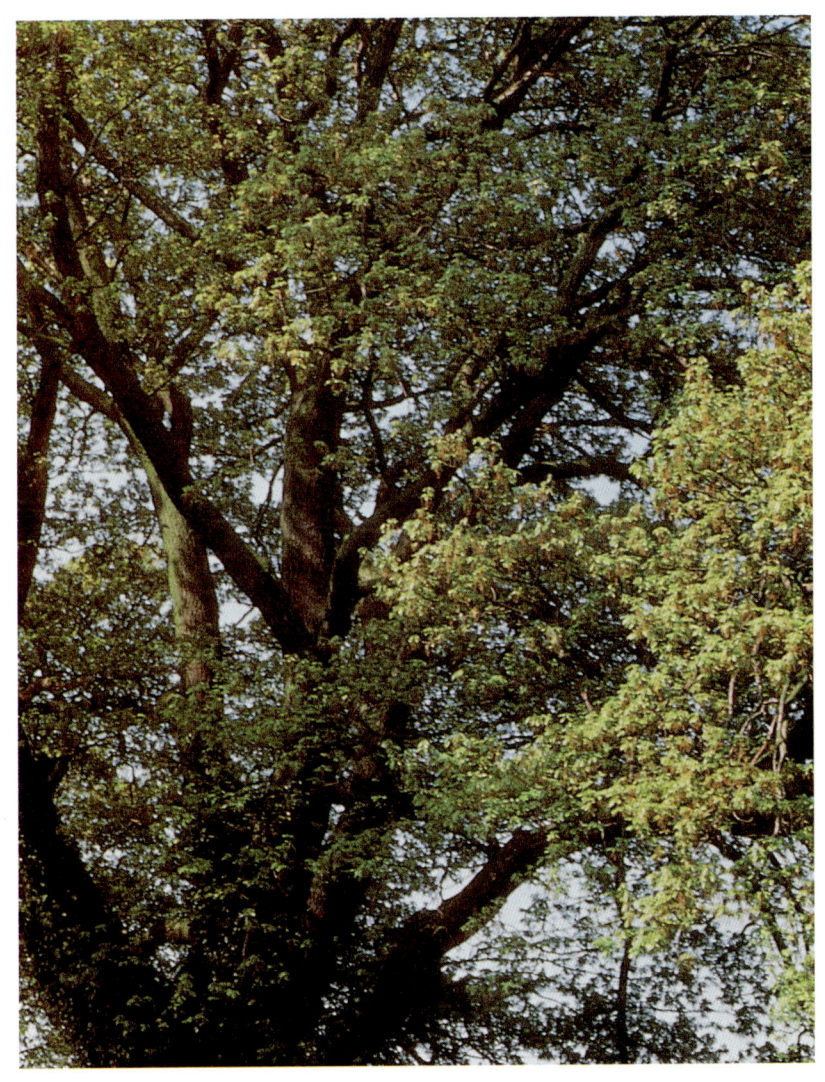

Affirmation

Unser einziges Ziel besteht darin, unsere Fehler zu erkennen und uns zu bemühen, die Tugend zu entwickeln, die den Fehlern entgegenwirkt, so daß sie verschwinden wie Schnee in der Sonne schmilzt. Wir wollen nicht gegen unsere Sorgen ankämpfen. Kämpft nicht gegen Eure Krankheit und Eure Schwächen an, sondern vergeßt sie vielmehr, indem Ihr Euch auf die Entwicklung der Tugend konzentriert, die Ihr braucht.
(C. W., 121)

Indikation

Für diejenigen, die im Krankheitsfall kämpfen, um wieder gesund zu werden. Auch im Zusammenhang mit den alltäglichen Pflichten kämpfen sie hart. Immer wieder probieren sie etwas Neues aus, selbst wenn ihr Fall hoffnungslos erscheint.

Sie geben nicht auf. Sie sind mit sich selbst unzufrieden, wenn sie durch Krankheit an der Erfüllung ihrer Pflichten gehindert werden oder anderen Menschen nicht helfen können.

Es sind tapfere Menschen, die gegen große Schwierigkeiten ankämpfen, ohne dabei die Hoffnung zu verlieren oder aufzugeben.
(Twelve Healers)

Eiche

Quercus robur

So viele Traditionen ranken sich um die englische Eiche. Sie ist als der heimische Waldbaum charakteristisch für England, das Emblem der englischen berittenen Miliz mit ihrer zuverlässigen und vertrauenswürdigen Kraft. Die Eiche ist der König der Bäume, der Heilige Baum der Druiden, der Baum, der zum Bau der Schiffe der englischen Kriegsmarine verwendet wurde, ebenso zum Bau der großen Kathedralen, Kirchen und Festsäle. Die Eiche ist ein massiver Baum (*Robur* bedeutet robust), mächtig und ausladend, er ist standhaft und unbeugsam und biegt sich nicht im Wind. Daher ist es der Baum, der standfest und wahrhaftig überdauert. All dies liefert uns einen Schlüssel zu dem Seelenzustand der Eiche, denn diese Menschen sind wie der Baum. Wie die Eiche beschützen sie andere: In einem Eichenwald findet man viel mehr Pflanzen und Tiere als beispielsweise in einem Buchenwald. Die Eichen beherbergen tolerant Hunderte von verschiedenen Insekten, sie spenden Vögeln und Nagetieren Nahrung, und früher trieben die Hirten ihre Schweine unter diesen Baum. Daher sind auch die Eiche-Menschen bereit, die Last anderer Menschen auf sich zu nehmen und ihren Mitmenschen

Blätter und Blüten der (a) Wintereiche, (b) Sommereiche

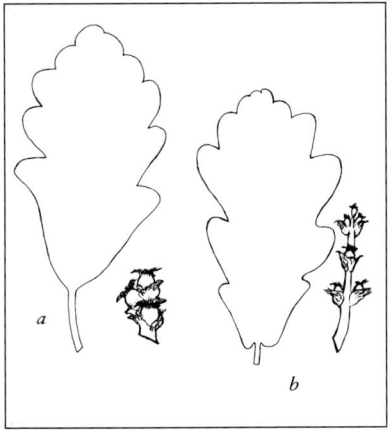

mit ihren eigenen Kraftreserven und ihrem Mut und ihrer Tapferkeit zu helfen.

Doch trotz all der Kraft der Eiche ist es bemerkenswert, daß sie bersten kann und ihre Äste abbrechen können oder sie sogar abstirbt. Aber Eichen scheinen niemals aufzugeben: Sie kämpfen selbst dann noch und treiben neue Blätter, wenn sie vom Alter verfault sind. Sie wissen nicht, wann sie aufgeben müssen, ja sie wissen nicht einmal, wie man aufgibt. Daher kämpft auch die Eiche-Persönlichkeit gegen eine chronische Schwäche oder Krankheit und akzeptiert niemals eine Niederlage. Wenn dies die Natur der englischen Eiche ist, erinnert uns dies vielleicht an die steife Oberlippe des Engländers, der sich niemals ein emotionelles Problem anmerken läßt, an die Menschen, die ihren täglichen Pflichten nachgehen, wie sehr sie auch leiden mögen. Diese Abneigung, Schwäche zu zeigen, wird auch in dem hohlen Stamm der alten Eiche sichtbar. Die

toten Äste sind ein Zeichen für die Neigung des Eiche-Typs, schließlich einen Zusammenbruch zu erleiden und in einen Zustand zu kommen, »wo der Patient die Kontrolle über bestimmte Körperteile oder Körperfunktionen verliert«, wie Bach es beschrieb (C. W., 72). Der positive Seelenzustand der Eiche läßt eine ausgeglichenere Sichtweise und eine Akzeptanz der Grenzen zu, man teilt seine Bürde und entwickelt weniger starre Verhaltensweisen, seinen Willen auszudrücken.

Standort

Beide Eichenarten wachsen in ganz Deutschland.

Identifikation

Auf der nördlichen Halbkugel der Erde gibt es viele Eichenarten, aber in Großbritannien sind nur zwei Eichen heimisch: die

Sommereiche oder Stieleiche (*Quercus robur*) und die Wintereiche oder Traubeneiche (*Quercus petraea*). Im allgemeinen sind sie sich sehr ähnlich, obwohl die Wintereiche höher wird und einen schlankeren, astlosen Stamm hat. Ein bedeutender Unterschied besteht in den Blüten und Blättern. Die Sommereiche (Bachs Heilmittel) hat Blätter mit einem kleinen oder überhaupt keinem Stiel (ironischerweise ist dies technisch betrachtet eine Stieleiche) und weibliche Blüten (und spätere Eicheln), die sich auf Stielen von 20 bis 30 mm Länge befinden. Umgekehrt hat die Wintereiche gestielte Blätter, jedoch weibliche Blüten ohne Stiel. In beiden Fällen ähneln sie kleinen, roten Knospen. Die männlichen Blüten sind Kätzchen, die wie ein verknotetes Seil (25 bis 45 mm) von den Enden der Zweige herabhängen. Die weiblichen Blüten wachsen von April bis Juni am Ende der Zweige. Es ist schwierig, Blüten von der Wintereiche zu pflücken, weshalb man die gestielten Blüten von der Sommereiche verwendet.

Blütezeit

Gegen Ende April und im Mai. Die Blüten erscheinen mit den neuen Blättern, wenn diese okkerfarben sind, bevor sie grün werden.

*Ausschnitt
der weiblichen Blüten*

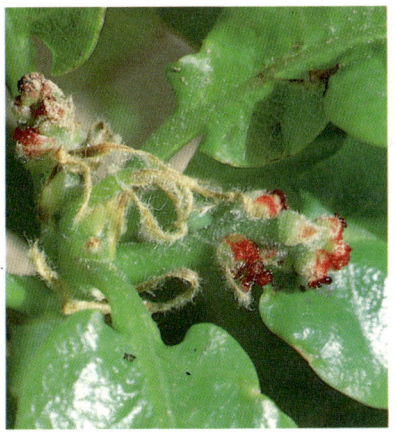

159

Herstellung

Eichen-Essenz wird mit der Sonnen-Methode hergestellt (siehe Seite 25). Suchen Sie einen Ort in der Nähe eines Eichenwalds, der nach Süden, zur Sonne hin offen ist, und sammeln Sie nur die roten, weiblichen Blüten von so vielen Bäumen wie irgend möglich. Pflücken Sie die Blüten zusammen mit dem ganzen Stiel und legen Sie sie auf die Oberfläche des Wassers.

OLIVE

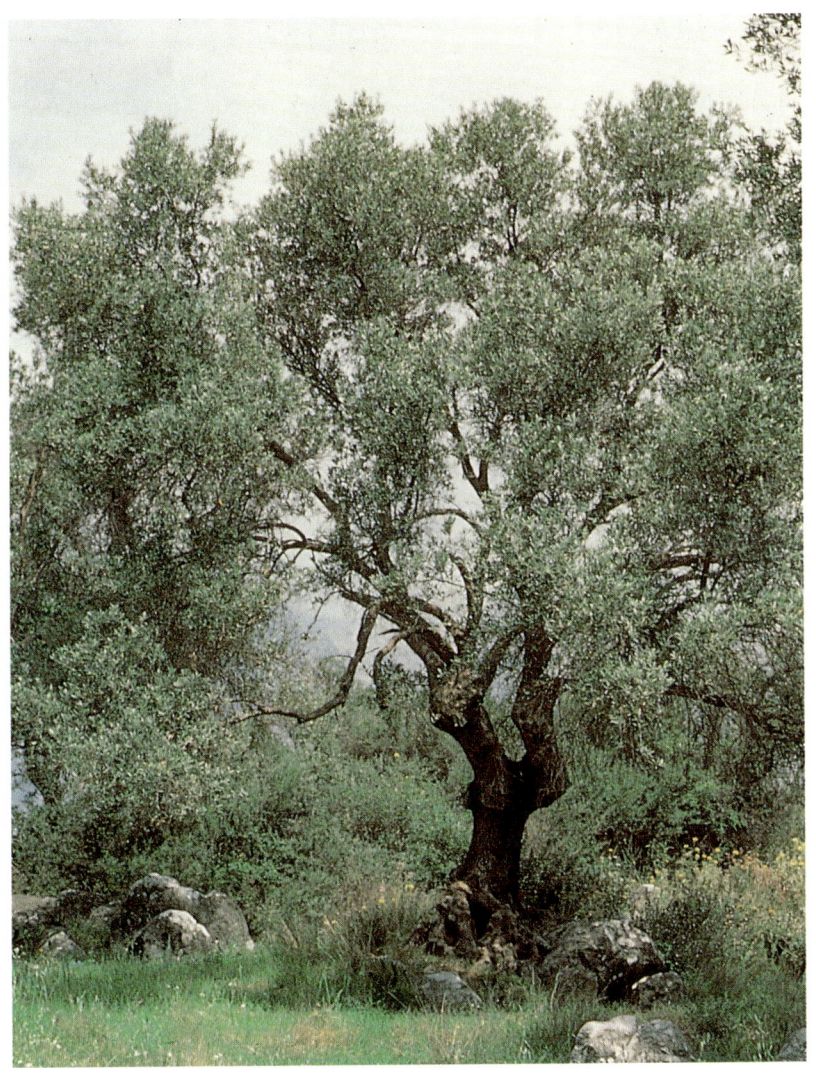

Affirmation

Jeder von uns hat eine göttliche Aufgabe in dieser Welt und unsere Seelen benutzen unseren Geist und unseren Körper als Instrumente, um diese Aufgabe zu bewerkstelligen, so daß das Ergebnis vollkommene Gesundheit und vollkommenes Glück ist, wenn alle drei in Einklang miteinander zusammenarbeiten.

(C. W., 91)

Indikation

Für diejenigen, die geistig oder körperlich so sehr gelitten haben und so erschöpft und müde sind, daß sie glauben, keine Kraft mehr für eine erneute Anstrengung zu haben. Das tägliche Leben bedeutet für sie harte, freudlose Arbeit.

(Twelve Healers)

Olive

Olea europoea

Die Olive ist in den heißen Mittelmeerländern zu Hause. Da sie nur wenig Wasser bekommt und von der Sonne verbrannt wird, ist sie ein verkrüppelter Baum, der langsam wächst und lang lebt. Seit alten Zeiten wird die Olive wegen der Früchte und des Öls, das daraus gepreßt wird, kultiviert. Die Olive ist eines der sieben Heilmittel, von dem Bach sagte, daß es bei chronischen Zuständen hilft, wenn Menschen monate- oder sogar jahrelang krank gewesen sind. Wie die Weinrebe (Vine, siehe Seite 215 ff.), ein weiterer der sieben Heiler, heißt es, daß sie die Sintflut mit Noah überlebte, da die letzte Taube, die er aussandte, mit einem Olivenzweig zurückflog. Seither ist der Olivenbaum zu einem Symbol des Friedens, der Versöhnung und Erneuerung geworden. Der Seelenzustand der Olive beschreibt diejenigen, die nach großen Sorgen, schwerer Krankheit, Kummer oder einem langen Kampf erschöpft und ausgepumpt sind. Nach seiner schweren Prüfung in der Arche, die über ein Jahr dauerte, hat sich Noah vielleicht so gefühlt, als ob er keine Kraft mehr hätte, weiterzumachen! Ebenso war es der Olivenhain, in den Jesus in der Nacht ging, in der er gefangengenommen und vor

*Ausschnitt
der Blüten und Blätter*

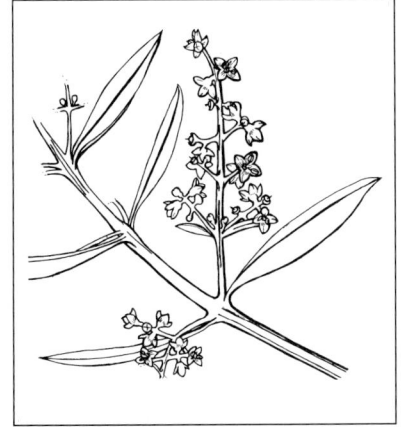

Pilatus geschleppt wurde. Diese Bäume besaßen die essentielle Vitalität, die dazu verhalf, seine Kraft zu erneuern. In der Zwischenzeit waren seine erschöpften Begleiter eingeschlafen.

Um die Olive in einem modernen Kontext zu betrachten, ist es das Heilmittel für diejenigen, die unter einem Gefühl des Ausgebranntseins gelitten haben, wenn ihre Energiereserven von den Anforderungen, anderen Menschen zu helfen, so erschöpft sind, daß keine Kraft mehr für sie selbst übrig ist. In gleicher Weise gibt der Olivenbaum Generation für Generation freigiebig. Er blüht selbst unter extremen Bedingungen, wenn er mit dem Alter gekrümmt und hohl geworden ist. Selbst in seinem letzten Lebensjahr wird er Früchte tragen. Diese alten Bäume werden oftmals bis auf einen Stumpf abgesägt und beginnen dann von neuem mit drei oder vier jungen Trieben zu wachsen, die aus dem alten Stamm austreiben. Olivenbäume

sind scheinbar unverwüstlich. Es ist ein Bestandteil ihrer Kraft, daß sie denjenigen helfen können, die erschöpft sind, und ihnen Trost spenden.

Standort

Olivenbäume sind nur im Mittelmeerraum beheimatet. Bach erwähnt Italien, aber jedes andere Land, wo wilde Olivenbäume wachsen, eignet sich dafür. Kommerzielle Olivenplantagen, die das Land überwachsen, sind dafür nicht geeignet. Es ist besser, in die Berge zu gehen. Dort, wo eine große Vielfalt wildwachsender Blumen blühen, haben Sie die Gewißheit, gesundes und kräftiges Land vorzufinden. Die Fotografien in diesem Buch wurden in Kreta aufgenommen.

Identifikation

Die Olive ist ein kleiner Baum von 5 bis 15 m Höhe mit einer blaßgrauen Rinde, vielen Ästen und einem graugrünen Blattwerk. Die Blätter sind auf der Unterseite silbrig und ledern, 45 bis 60 mm lang und in entgegengesetzten Paaren angeordnet. Die Blüten wachsen an einem Stiel entlang (in Trauben), die aus einer Blattachsel entspringen, wobei 20 oder mehr Blüten in einer Traube zusammenstehen. Jede einzelne Blüte ist klein und hat vier cremigweiße Blütenblätter.

ben werden gepflückt, wenn sie in vollster Blüte stehen, und zwar von so vielen Bäumen wie möglich. Legen Sie sie auf die Wasseroberfläche.

Ausschnitt
der blühenden Zweige

Blütezeit

Die Blütezeit hängt von dem Standort des Olivenbaums und der Jahreszeit ab, im allgemeinen blüht die Olive jedoch im Mai oder Juni.

Herstellung

Oliven-Essenz wird mit der Sonnen-Methode hergestellt (siehe Seite 25). Die blühenden Trau-

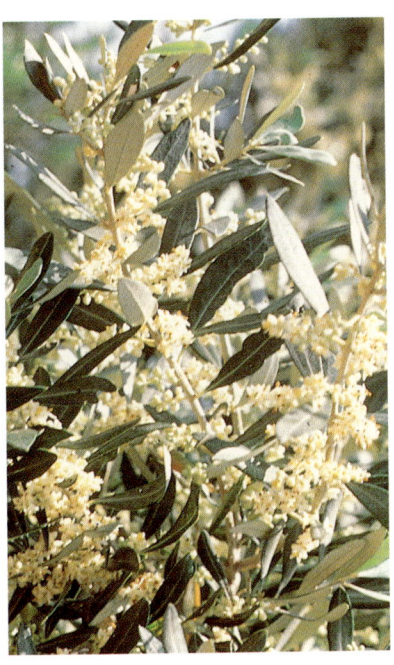

PINE

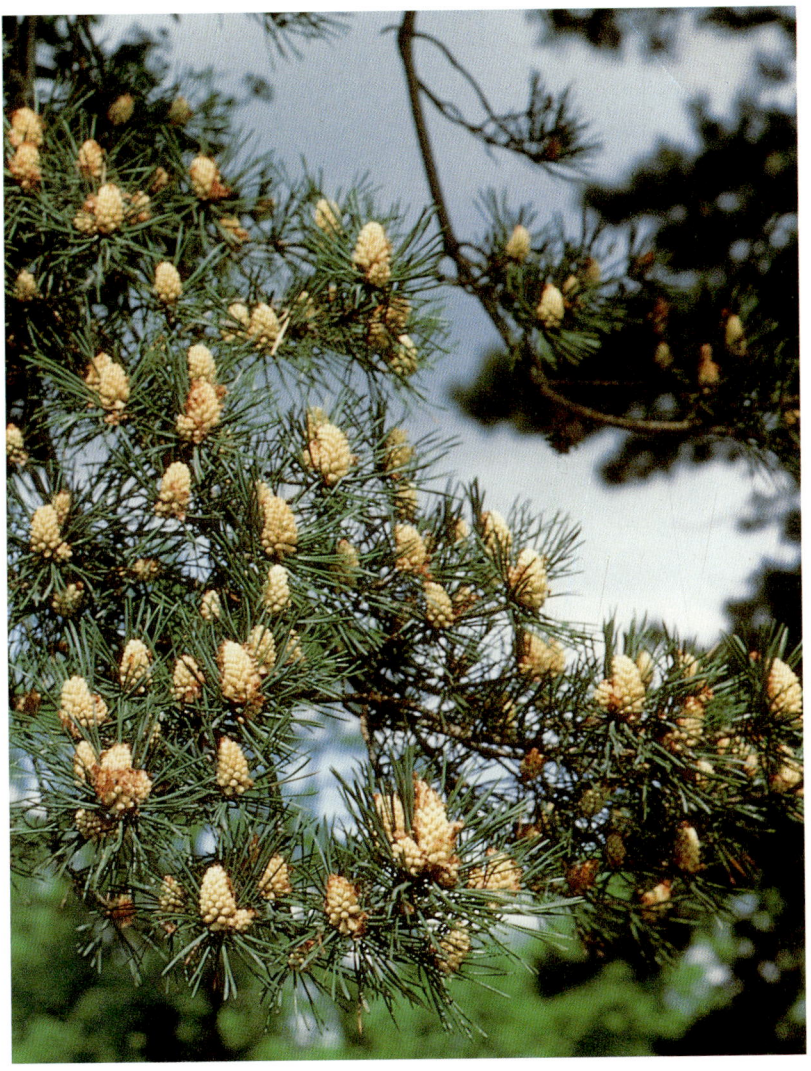

Affirmation

Gesundheit ist daher die wahre Erkenntnis dessen, was wir sind: Wir sind vollkommen, wir sind Kinder Gottes. Wir brauchen nicht nach etwas zu streben, das wir bereits erreicht haben. Wir sind nur zu dem einen Zweck hier, in materieller Form die Vollkommenheit zu manifestieren, mit der wir von Anbeginn der Zeit an ausgestattet sind.

(C. W., 92)

Indikation

Für diejenigen, die immer die Schuld bei sich selbst suchen. Selbst wenn sie erfolgreich sind, meinen sie, sie hätten es noch besser machen können, und sind mit ihren Anstrengungen oder ihren Erfolgen niemals zufrieden. Sie arbeiten hart und leiden sehr stark unter den Fehlern, die sie sich selbst zuschreiben.

Selbst wenn ein anderer einen Fehler gemacht hat, übernehmen sie die Verantwortung dafür.

(Twelve Healers)

Föhre

Pinus sylvestris

Wenn wir Föhren betrachten, sind zwei Dinge besonders faszinierend: Erstens ihr aufrechter Wuchs und die spitzzulaufenden Nadeln und zweitens der aromatische Duft. Diese Charakteristika machen die Föhre wegen ihrem gleichmäßig gemaserten Holz und dem Terpentinöl, das aus ihren Nadeln gepreßt wird, kommerziell bedeutsam. Der herbaromatische Duft der Föhre ist weithin bekannt und entsteht durch das Harz, das aus der Rinde austritt.

Die Föhre hat eine durchdringende Klarheit mit starken, reinigenden Eigenschaften. Der herbe Duft dieses Baumes dient dazu, Hindernisse aus dem Weg zu räumen und Verstrickungen zu lösen. Dies trifft sowohl in körperlicher als auch emotioneller Hinsicht zu. Als Blütenheilmittel wird die Föhre mit Schuldgefühlen und dem Gefühl, den Erwartungen nicht gerecht zu werden, in Zusammenhang gebracht. Die emotionellen Reaktionen sind durch vergangene Erfahrungen verwirrt und verstrickt, so daß wir nicht sehen können, was wirklich vorgeht. Oftmals ist es nicht nur ein vorübergehender Zustand, wenn wir uns die Schuld für einen speziellen Mißerfolg oder Fehler geben, son-

Blüten (a) weiblich,
(b) männlich; (c) junger Zapfen,
(d) alter Zapfen

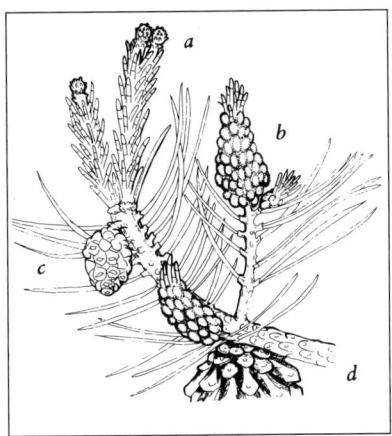

dern vielmehr ist es eine tiefverwurzelte Lebenseinstellung, die sich über lange Zeit hinweg entwickelt hat.

Wenn die Blüten-Essenz hergestellt wird, spiegelt sie diese Einstellung in einer interessanten Weise wider, da sie abgestanden schmeckt, wie trockenes Holz, etwas Altes und Modriges. Die Föhre dient dazu, alte emotionelle Knoten zu lösen und darüber hinaus das verwirrte Verhaltensmuster des Selbstvorwurfs zu beseitigen.

Das Schuldgefühl kann manchmal mit einer Kindheit verbunden sein, in der ein Elternteil in grausamer Weise dominant war. Kinder, die immer ›ausgeschimpft‹ und schwer bestraft werden, leben womöglich immer in der Erwartung von Strafe und nehmen schließlich die Schuld sogar dann auf sich, wenn sie vollkommen schuldlos sind.

Als Erwachsene sind sie unfähig, emotionelle Situationen klar zu erkennen. Sie können nicht einschätzen, was ihre Verantwortung und was die Verantwortung eines anderen ist. Der positive Seelenzustand der Föhre kann in dem liebevollen Vater oder der liebevollen Mutter gesehen werden, die uns helfen, unsere Individualität in Einklang mit den Geboten unseres inneren Wesens zu entwickeln. Wie ein Kamm trennt die Föhre die verfilzten Strähnen, die uns in emotionelle Verwirrung stürzen, und verleiht uns eine klare, ausgewogene und objektive Sicht von unserer Eigenverantwortlichkeit gegenüber dem Leben. Wir lernen zu akzeptieren, daß wir geliebt werden, sicher und geborgen sind und Unterstützung bekommen. Mit der Aufrichtigkeit der Föhre im Rücken, erhält unser Herz Kraft und Klarheit.

Standort

Föhren wachsen in ganz Deutschland, oftmals auf den kargeren, dünnen Böden und auf Tuff.

Identifikation

Föhren sind große, immergrüne Bäume, die bis zu 35 m hoch werden. Die Blätter von *Pinus sylvestris* sind Büschel von paarigen Nadeln von 50 bis 75 mm Länge und damit kürzer als die Nadeln mancher anderer Föhrenarten. Männliche und weibliche Blüten befinden sich am gleichen Baum. Die männlichen Blüten bilden eine Traube von kleinen, gelben Kugeln am Boden des neuen Schößlings. Die weiblichen Blüten sind rot, zapfenförmig und bilden sich am Ende der neuen Wachstumsperiode. Alle Föhren befinden sich in einem ständigen Wachstum, wobei die alten Zapfen reif werden, während sich bereits neue bilden. Insgesamt gibt es ungefähr 50 Abarten, die in einem Buch über Bäume aufgelistet sind – eine Identifizierung ist nicht besonders leicht.

Die Unterschiede zwischen den einzelnen Arten können oftmals an den Zapfen erkannt werden, aber die allgemeine Form des Baums ist ein gutes Erkennungsmerkmal: Die schottische Föhre, die Bach auswählte, weist die charakteristische Baumkrone aus Ästen auf einem mattrostfarbenen Stamm auf.

Blütezeit

Mai.

Die weiblichen Blüten

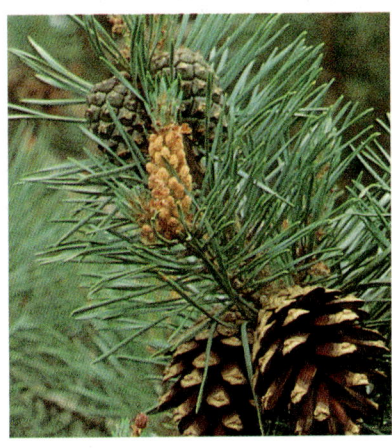

171

Herstellung

Föhren-Essenz wird mit der Koch-Methode hergestellt (siehe Seite 26). Sowohl männliche und weibliche Blüten werden von verschiedenen Bäumen gesammelt, wobei man die Zweige in einer Länge von ungefähr 15 cm abschneidet, damit sie in den Topf passen. Das Heilmittel sollte hergestellt werden, wenn die männlichen Blüten reif sind: Schütteln Sie den Ast leicht und Sie werden sehen, daß eine Wolke gelben Pollens herabfällt, wenn der richtige Zeitpunkt gekommen ist.

RED CHESTNUT

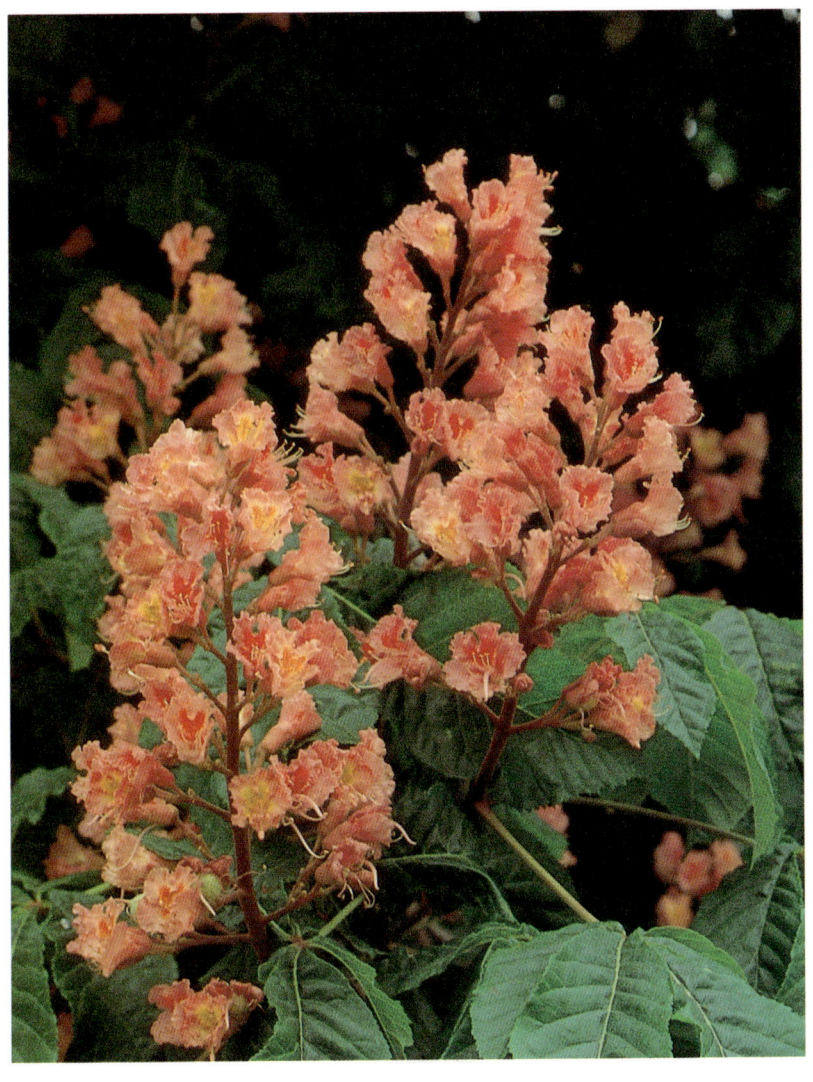

Affirmation

Jeder von uns hat Mitgefühl mit denjenigen, die Kummer haben, und dies ist ganz natürlich so, weil wir alle zu irgendeiner Zeit in unserem Leben Leid erfahren haben. Daher können wir uns nicht nur selbst heilen, sondern wir haben den großen Vorzug, in der Lage zu sein, anderen dabei zu helfen, sich selbst zu helfen, und die einzigen Qualifikationen, die hierzu notwendig sind, sind Liebe und Mitgefühl.

(C. W., 99)

Identifikation

Für diejenigen, die es nicht lassen können, sich um andere zu sorgen.

Oftmals haben sie aufgehört, sich um sich selbst zu kümmern, aber mit den Menschen, die ihnen nahestehen, leiden sie sehr stark mit und haben häufig Angst, daß ihnen etwas zustoßen könnte.

(Twelve Healers)

Rote Kastanie

Aesculus carnea

In einem Notfall oder auch dann, wenn nur die geringste Möglichkeit besteht, daß etwas schiefgeht, beeinflussen unsere Gedanken die Situation. Wenn wir geistig Unglück vorhersehen, tragen wir dazu bei, das Gedankenmuster zu erschaffen, das Unglück hervorbringt. Aus diesem Grund suchte Bach nach einem Heilmittel, das den Geist derjenigen beruhigen kann, die Angst projizieren, so daß sie harmonische anstatt zerstörerische Gedanken haben. Andere Bach-Blüten wie die Stechpalme oder das Drüsentragende Springkraut wirken beruhigend auf Menschen, die ihre Negativität nicht unter Kontrolle haben und zum Ausdruck bringen. Aber die Rote Kastanie wirkt insbesondere bei der Projektion von Angst, nicht um uns selbst, sondern als Sorge um das Wohlergehen anderer. Dies kann sich darin manifestieren, daß wir uns um die Menschen, die wir lieben, sorgen.

Wenn die Rote Kastanie in vollster Blüte steht und der ganze Baum voll von tiefrosaroten Blüten ist, strahlt sie eine klare, warme Kraft aus, die sowohl liebevoll (in der Farbe Rosa) und kraftvoll (in der Farbe Rot) ist. Die Blüten, die aussehen wie eine Unmenge von kleinen explodierenden Sternen, drücken sowohl die projizierte Energie als auch die verwirrte und besorgte Eigenschaft dieses Seelenzustands aus. Die ausstrahlende Kraft wird bei der Roten Kastanie durch das kontrastierende Dunkelgrün der Blätter verstärkt. Sie sind zu dem Rot komplementär und dies verursacht eine starke, optische Vibration.

Der Rote Kastanienbaum ist scheinbar als Ergebnis einer zufälligen Kreuzung der Roßkastanie (*Aesculus hippocastanum*) und einer hellrot blühenden Kastanienart aus Kalifornien (*Aesculus pavia*) entstanden. Die Botaniker sind sich nicht ganz sicher, warum diese Kreuzung zustande kommt und sich als eine neue Spezies weiterzüchten läßt, und sprechen von einer spontanen Verdoppelung der Chromosomen. Diese Kreuzung tauchte zum ersten Mal um das Jahr 1820 auf und wird heute bevorzugt als Zierbaum angepflanzt. Die Rote Kastanie ist kein kräftiger Baum und ihr fehlt eine gewisse Vitalität, weshalb sie unerklärlicherweise dazu neigt zu verfaulen. Diese Schwäche gehört auch zu ihrer Natur und verschafft uns Einsicht in den Zustand der Angst, den dieser Baum verkörpert. Menschen, deren Persönlichkeit der Roten Kastanie entspricht, sind so weich und sanft wie der Baum. Aber die Kraft der Farbe in den

Rote Kastanie in voller Blüte

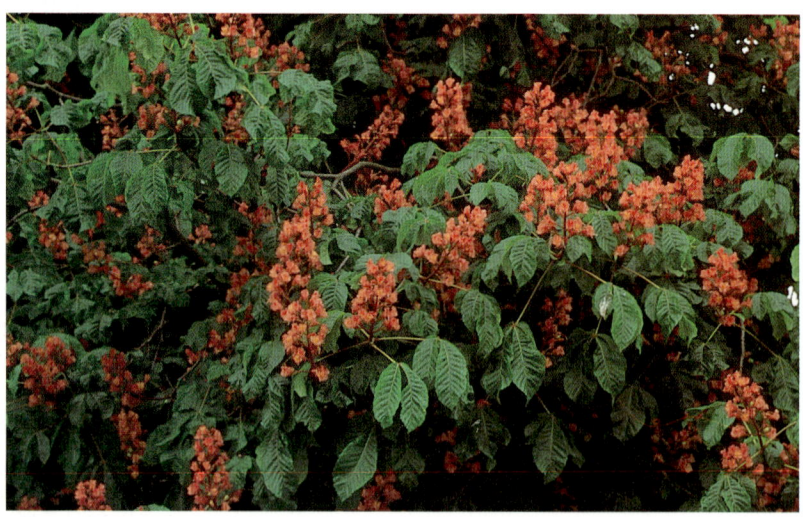

Blüten unterstützt sie, so daß sie Vertrauen ins Leben und Glück ausstrahlen.

Standort

Im allgemeinen findet man Rote Kastanien in ganz Deutschland. Oftmals werden die Kastanien in Alleen und Baumgruppen gepflanzt, so daß ihre Farbe noch besser zum Ausdruck kommt. Die Rote Kastanie wächst allerdings äußerst selten wild.

Identifikation

Die Rote Kastanie ist leicht zu erkennen. Sie wird ungefähr 10 bis 15 m hoch und ist in jeder Hinsicht kleiner als die weiße Roßkastanie (siehe Seite 233 ff.). Der Stamm ist furchig, und die Rinde blättert im Alter ab. Die Zweige sind gewöhnlich zart und hängen nach unten. Die Knospen (siehe Kastanienknospen Seite 65 ff.) sind braun und grün-purpur ge-

färbt. Die dunkelgrünen Blätter sehen aus wie eine Blätterhand mit fünf bis sieben Fingern, die gemeinsam aus einem einzigen Stiel herauswachsen.

Die Blüten bilden eine aufrechte Kerze am Ende des Zweiges an einem Stiel von 10 bis 20 cm Länge.

Die einzelnen roten Blüten haben einen Durchmesser von ungefähr 10 bis 20 mm.

Blütezeit

Die Knospen öffnen sich Ende Mai und Juni, ein wenig später als die der Roßkastanie.

Herstellung

Rote-Kastanien-Essenz wird mit der Koch-Methode hergestellt (siehe Seite 26). Die blühenden Kerzen werden von so vielen Bäumen wie nur irgend möglich gepflückt, wenn sie in vollster Blüte stehen.

ROCK ROSE

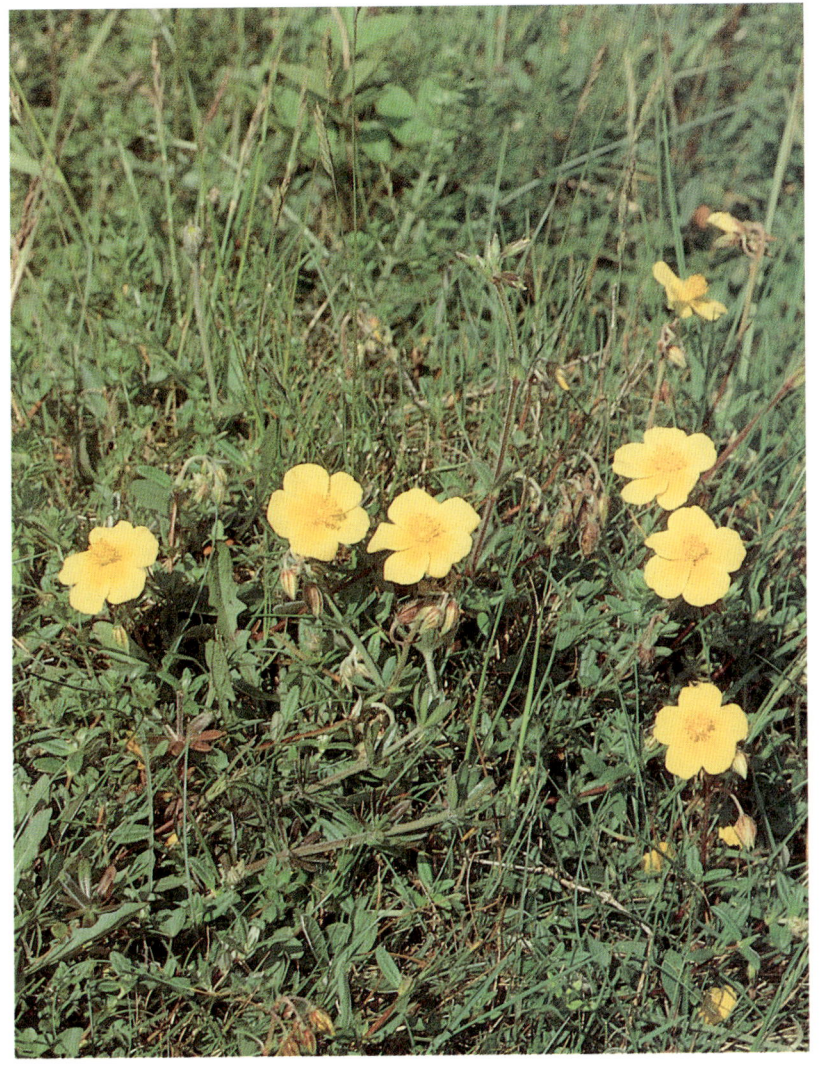

Affirmation

Alle Angst muß ausgelöscht werden. Sie sollte in der menschlichen Seele niemals vorhanden sein und nistet sich nur dann ein, wenn wir unsere Göttlichkeit aus den Augen verlieren. Angst ist uns fremd, weil wir als Kinder des Schöpfers, Funken des göttlichen Lebens, unbesiegbar und unzerstörbar sind.
(C. W., 155)

Indikation

Das Heilmittel in allen Notfällen (rescue remedy), sogar in den Fällen, wo es keine Hoffnung mehr zu geben scheint. Bei Unfällen oder plötzlicher Erkrankung oder wenn der Patient sehr große Angst hat oder sein Zustand so ernst ist, daß auch alle anderen Anwesenden Angst bekommen. Wenn der Patient nicht bei Bewußtsein ist, können seine Lippen mit diesem Heilmittel befeuchtet werden. Möglicherweise sind weitere Heilmittel erforderlich. Wenn die Bewußtlosigkeit beispielsweise einem Tiefschlaf ähnelt, die gemeine Waldrebe. Bei starken Schmerzen Odermennig usw.
(Twelve Healers)

Gemeines Sonnenröschen

Helianthemum nummularium

Der botanische Name für das Gemeine Sonnenröschen – *Helianthemum nummularium* – stammt von dem griechischen Wort ›Helios‹, Sonne, und dem lateinischen Wort für Münzen, ›*Numisma*‹, was auf die reingoldenen Blüten hinweist, die wie goldene Münzen im Sonnenschein leuchten.

Wir alle kennen die Butterblume und den Löwenzahn, aber obwohl auch sie gelb sind, scheinen sie im Vergleich zum Gemeinen Sonnenröschen, das eine verblüffende Strahlkraft hat, beinahe farblos. Die Klarheit und Helligkeit der Farbe wird von großen, geöffneten, flachen Blütenblättern zur Schau gestellt, die wie die Scheibe einer Münze geformt sind. Auch in der Mitte der Blüte strahlt das Goldgelb in den zahlreichen Staubgefäßen. Das Gemeine Sonnenröschen wächst im kurzen Gras auf Hügeln und kann einen Lichtteppich bilden, der das reine Lebenslicht der Sonne absorbiert und reflektiert. Es ist ganz einfach diese Tatsache, die das Gemeine Sonnenröschen zu einem so mächtigen Heiler macht.

Der Seelenzustand des Gemeinen Sonnenröschens beschreibt die Panik, die Furcht und Verzweiflung, die Menschen in einem Notfall überkommen

Die rankenden Stiele mit (a) Blüte, (b) Knospen

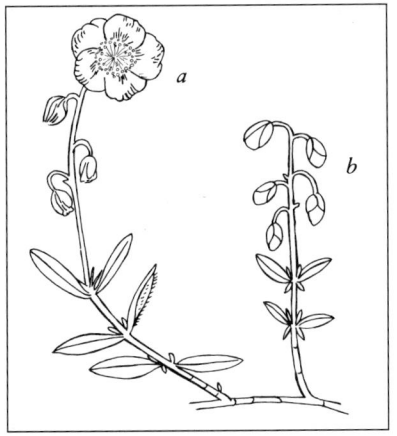

kann. Bach bezeichnete es daher als das Notfallmittel. Seiner Ansicht nach verleiht es Mut, um große Schwierigkeiten zu überwinden, wenn wir uns in einem »Kampf um geistige Freiheit« befinden (C. W., 80). Dies bezieht sich auf das Bedürfnis nach geistiger Klarheit, wenn unsere Emotionen sich in einem Zustand chaotischer Angst befinden. Auch hier bringt die Farbe der Blüte dies zum Ausdruck: Hellgelb spiegelt klare Gedanken und Gold ist die Farbe der strahlenden Standfestigkeit des Herzens. Genauso wie das kräftige, klare Licht der Sonne den Nebel auflöst, verscheucht das goldene Sonnenröschen die grauen Wolken der Angst. Es bringt denjenigen unter uns Menschen Frieden und Ruhe, die in einen Notfall verwickelt sind.

Wenn wir die Blume mit ihren zarten Blütenblättern betrachten, empfinden wir eine stille Ehrfurcht. Inmitten der uns bedrängenden Furcht erinnert uns diese Pflanze an die Kräfte, die

ewig sind und jenseits des Beweglichen und sich Verändernden liegen. Bach glaubte, daß dies eine Erfahrung des ursprünglichen Wissens und der ursprünglichen Erfahrung sei, die jede Angst in unserer Seele auflösen würde. Doch wenn uns diese Erkenntnis fehlt, müssen wir weiterkämpfen.

Um es mit Bachs Worten auszudrücken, »gehört es vielleicht zum göttlichen Plan, daß wir uns nur noch mehr beweisen, indem wir weiterkämpfen, obwohl wir Angst haben. Und es ist den Menschen bestimmt, den Weg zu entdecken, wie man das Licht erkennt, und die Last der Angst von der Menschheit zu nehmen.« (C. W., 26)

Standort

Das Gemeine Sonnenröschen wächst auf den Wiesen, im Mittelgebirge auf trockenen, felsigen Böden, im allgemeinen auf Kalk.

Identifikation

Das Gemeine Sonnenröschen ist eine kleine, winterharte Pflanze mit rankenden Zweigen, aus denen kurze, aufrechte Stiele herauswachsen, an deren Ende sich herabhängende Blütenknospen befinden. Die Blüten öffnen sich immer nur einzeln oder paarweise zur gleichen Zeit mit fünf hellgelben Blütenblättern von einem Durchschnitt von 20 bis 25 mm, die sehr bald verwelken und absterben. Die Blätter sind paarweise angeordnet, lanzenförmig und behaart und an der Unterseite flauschig und weiß. Die kleinen Nebenblätter entspringen aus dem Boden eines jeden Blattes. Wenn man das Gemeine Sonnenröschen erst einmal kennt, kann man es nicht mehr mit anderen Pflanzen verwechseln, aber man sollte sich merken, daß der rankende Hahnenfuß eine kelchförmige Blüte hat, während die Blüten des Gemeinen Sonnenröschens flacher und größer sind. Auch Fingerkraut hat kleinere Blüten und ein ganz anderes Blatt.

Blütezeit

Ende Mai bis August.

Herstellung

Die Essenz des Gemeinen Sonnenröschens wird mit der Sonnen-Methode hergestellt (siehe

Ausschnitt der Blüten

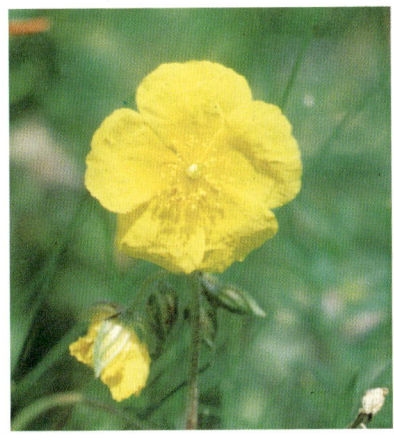

Seite 25). Suchen Sie einen Ort, wo die Pflanze kräftig wächst, und sammeln Sie einzelne Blüten von verschiedenen Stauden, und legen Sie sie auf die Oberfläche des Wassers. Dr. Bach weist ausdrücklich darauf hin, daß man zur Herstellung der Essenz nur die wildwachsende Pflanze verwenden sollte, obwohl es viele Abarten dieser Pflanze in Gärten gibt.

ROCK WATER

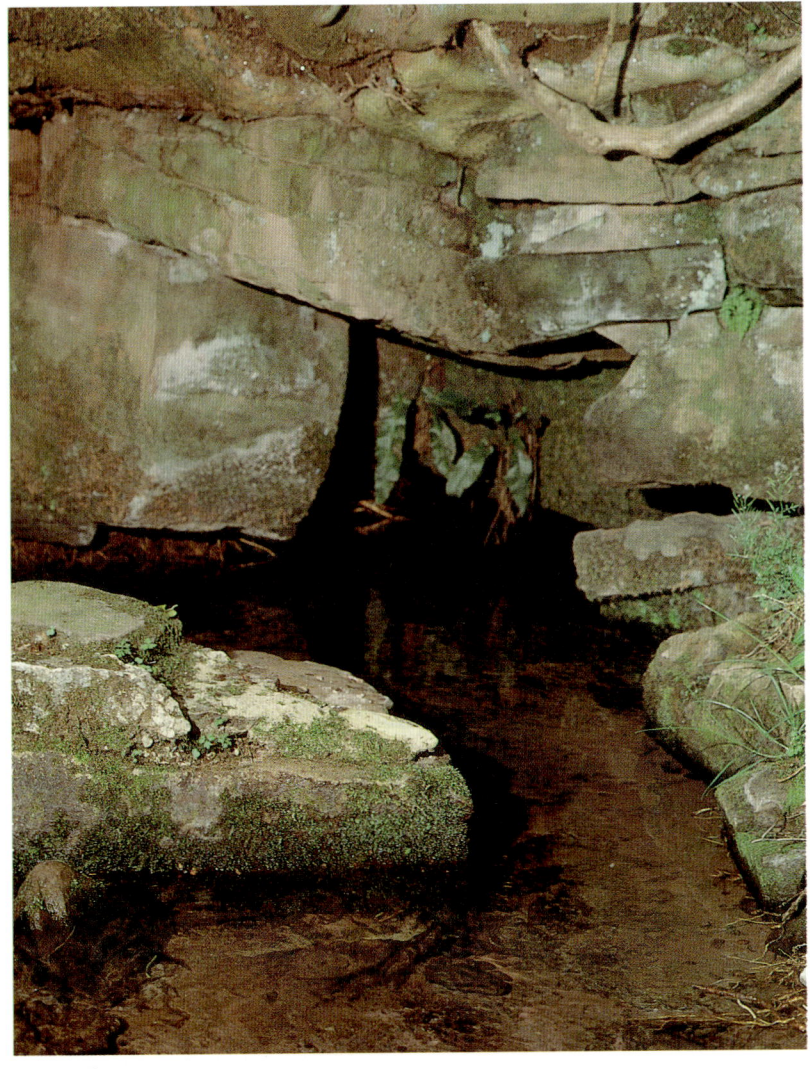

Affirmation

Dieses Heilmittel bringt Frieden und Verständnis, erweitert die Sicht, daß alle Menschen auf ihre eigene, individuelle Art und Weise zur Vollkommenheit gelangen müssen, und es verhilft zu der Erkenntnis ›zu sein‹ und nicht ›zu tun‹. Wir erkennen, daß unser eigenes inneres Wesen eine Reflektion der großen Schöpfung ist und wir nicht versuchen sollten, unsere eigenen Vorstellungen durchzusetzen.
(C. W., 73)

Indikation

Für diejenigen, die eine sehr starre Lebensweise haben und sich viele Freuden und Vergnügungen des Lebens versagen, weil sie der Meinung sind, diese würden ihre Arbeit stören.

Sie sind sehr hart gegen sich selbst und wollen gesund, stark und aktiv sein und tun alles dafür, es auch zu bleiben. Sie hoffen, daß sie ein Vorbild für andere Menschen sein können, die ihrem Beispiel folgen und auf diese Weise zu besseren Menschen werden.
(Twelve Healers)

Quellwasser

Unser Planet, die Erde, ist ein Lebewesen. Sie bewegt sich, atmet (alle 24 Stunden nimmt sie mit der Atmung der Pflanzen einen vollen Atemzug), sie verfügt über Systeme, um ihre Lebenskraft und Flüssigkeiten zu kanalisieren und, wenn wir sie uns als einen Körper vorstellen, scheint sie ein Nervensystem zu haben, das an einigen Stellen energiegeladen und sensibel ist. Wir verstehen die Kompliziertheit dieses Wesens nur wenig, auch wenn wir auf seiner Oberfläche leben. In der Schule haben wir gelernt, daß das Meerwasser vom Wind von den Wellen aufgenommen und zum Festland gebracht wird, wo es als Regen niederfällt. Dort sickert es durch die Felsen und entspringt dort wieder in Form einer Quelle, um dann zunächst als Rinnsal, das zu einem Gebirgsbach und dann zu einem Fluß wird, schließlich wieder zurück ins Meer zu fließen. Die Physik kann die Art und Weise messen, in der dieser ganze Prozeß das Wasser reinigt, aber dieser Vorgang ist auch eine metaphysische Handlung, die Teil unseres Lebens auf dem Planeten ist. Dieser Vorgang erneuert, verfeinert und lädt das Wasser mit neuer Energie auf. Das Wasser ist nicht dann am vitalsten, wenn es im Meer ist, noch im Regen, sondern wenn es als erstes aus dem Inneren der Erde entspringt. Aus natürlichem Quellwasser stellte Bach im Jahre 1933 das Heilmittel Quellwasser her, zur gleichen Zeit, als er sich in Wales aufhielt, um die Essenz des Heidekrauts zuzubereiten. Interessanterweise verbrachte er seine letzten Lebensjahre im Dorf Sotwell, wo er in einem Haus lebte, das den Namen ›die Quellen‹ hatte.

Quellwasser ist für Menschen gedacht, deren Idealismus fanatisch geworden ist, so daß sie nach starren Theorien leben, anstatt die Erfahrungen des Lebens zu akzeptieren und hinzunehmen. Das sanfte, reine Wasser der Erde verhilft dazu, die Starrheit dieser Mentalität aufzuweichen, ebenso wie das fließende Wasser einen Stein aushöhlt. Doch dieses Quellwasser entsteht nicht aus irgendeiner beliebigen Quelle. Es erhält seine Eigenschaften aus den Heilqualitäten, die dem jeweiligen Ort innewohnen, wo die Konzentration der Erdkräfte diesen Platz auflädt. Solche Orte gelten gewöhnlich als heilig oder tragen die Namen von Heiligen, Menschen, deren Leben rein war und die ein Vorbild für ihre Zeitgenossen waren. So sollte die Quellwasser-Persönlichkeit sein. Die Reinheit, die diese Menschen in sich selbst suchen, findet man tatsächlich in der wahrhaftigen Reinheit des Wassers. In diesem positiven Seelenzustand des Heilmittels können wir dahin gelangen, in unserem Inneren zu lernen, daß alles mit den Lektionen des Lebens fließen muß: Wasser nimmt den Weg des geringsten Widerstands.

Wasser kann sich anpassen, indem es auf die Veränderung reagiert, während es der Stein ist, der ihm in den Weg gelegt wird. Es ist überall, wird von der Erde gespiegelt, ist eine Lektion für die Menschheit und eine Allegorie für unsere Suche.

Standort

Bachs eigene Instruktionen sind ziemlich deutlich: Seit langem weiß man, daß gewisse Heilquellen die Kraft haben, eine begrenzte Anzahl von Menschen zu heilen, und daß solche Quellen für diese Fähigkeit berühmt geworden sind. Jede Quelle, die dafür bekannt ist, ein heilendes Zentrum zu sein und die immer noch in ihrem natürlichen Zustand belassen wurde, ungestört von den Heiligtümern des Menschen, kann verwendet werden (C. W., 74).

Viele Anziehungspunkte sollten vermieden werden, ganz einfach deshalb, weil sie bekannt sind oder der Wasserlauf kanalisiert oder in irgendeiner Weise beeinflußt worden ist. Die Quelle sollte von natürlichen Kräften beschützt, aber von Menschen nicht berührt sein. Die Fotografie in diesem Buch zeigt die St. Thomas Quelle in Herefordshire.

Identifikation

Es gibt eine Vielzahl heiliger Quellen überall auf der Welt. Oftmals sind diese Plätze auf einer Landkarte markiert. Wenn man eine Quelle sieht, dürfte es sofort offensichtlich sein, ob sie in irgendeiner Weise verschmutzt oder manipuliert worden ist. Oftmals befinden sich diese Quellen auf einem Feld, aber dort kann das Problem bestehen, daß sie als Viehtränke dienten oder Chemikalien, die im Ackerbau verwendet werden, das Wasser verseuchen. Es ist wichtig, eine Quelle zu finden, die immer noch reines Wasser hat und dies wird wahrscheinlich

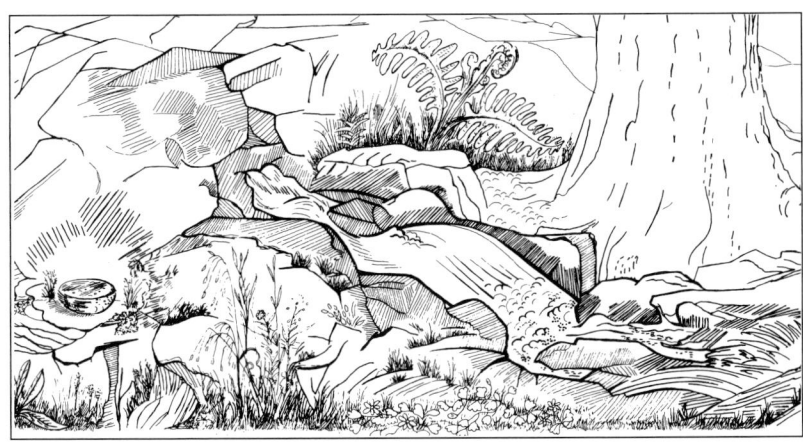

bedeuten, daß man ins Gebirge gehen muß. Auch nukleare Verstrahlung kann ein Problem sein. Mit Hilfe der Intuition und Sensibilität kann man eine gute Wahl treffen.

Herstellung

Quellwasser wird mit der Sonnen-Methode hergestellt (siehe Seite 25). Bereiten Sie die Essenz an einem wunderbaren, sonnigen, wolkenlosen Tag im Hochsommer zu, und stellen Sie die Wasserschale ganz einfach ins klare Sonnenlicht.

Bach meinte zwar, daß eine Stunde ausreichend sein müßte, um das Heilmittel herzustellen, aber es ist dennoch empfehlenswert, die Schale länger in der Sonne stehen zu lassen.

SCLERANTHUS

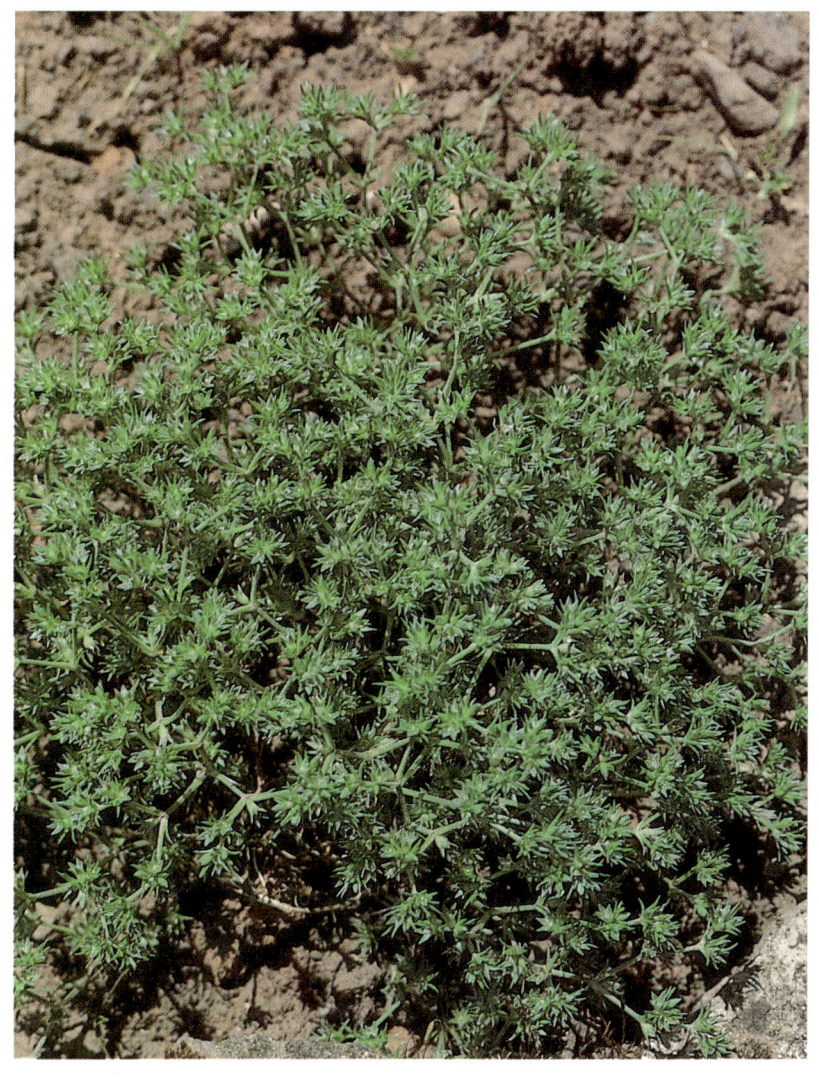

Affirmation

Unbeständigkeit kann man durch die Entwicklung von Zielgerichtetheit ausmerzen, indem man sich eine feste Meinung bildet und die Dinge mit Bestimmtheit angeht, anstatt ständig hin- und herzuschwanken. Selbst wenn wir zu Anfang manchmal Fehler machen, ist es besser zu handeln, als die Gelegenheiten zu verpassen, die erfordern, daß wir eine Entscheidung fällen. Schon bald werden wir mehr Bestimmtheit haben. Die Angst, sich ins Leben zu stürzen, wird verschwinden und die gewonnenen Erfahrungen werden unseren Geist leiten, so daß er sich bessere Urteile bilden kann.

(C. W., 136)

Indikation

Für diejenigen, die darunter leiden, sich nicht zwischen zwei Dingen entscheiden zu können, denn einmal erscheint ihnen das eine richtig und dann wieder das andere.

Es sind gewöhnlich ruhige Menschen, die ihre Probleme für sich behalten, da sie nicht gerne mit anderen darüber sprechen.

(Twelve Healers)

Einjähriger Knäuel

Scleranthus annuus

Der Seelenzustand des Einjährigen Knäuel beschreibt eine Art geistiger Unsicherheit, eine Ja/Nein-Ambivalenz hinsichtlich des Lebens. Es heißt, daß wir auf der Erde geboren werden, weil wir den Wunsch zu leben haben, und wenn dieses Heilmittel in seiner negativen Form zum Ausdruck kommt, ist dieser Wunsch verwirrt. Dies zeigt sich in einer körperlichen, emotionellen und geistigen Wechselhaftigkeit. Der *Scleranthus*-Persönlichkeit fehlt der zentrale Bezugspunkt, der ›Ego-ismus‹, der das Leben auf gewöhnliche, egoistische Ziele lenkt, und infolgedessen können diese Menschen sich keine feste Meinung bilden. Daher erfordert der positive Heilmittelzustand mehr als eine Neufärbung der Emotionen. Vielmehr bedarf es einer Wiederherstellung der Verbindung zu unserem inneren Wesen, dem Bewußtsein unseres Selbst. Dies wird anhand der Tatsache deutlich, daß die Blüte keine Blütenblätter hat, was sehr ungewöhnlich ist. Andere Pflanzen wirken, indem sie die Kraftmuster von bestimmten emotionellen Zuständen empfangen und durch ihre Farbe, die wir an ihren Blütenblättern wahrnehmen, wieder aussenden. Diese Pflanze jedoch wirkt von einer etwas anderen Ebene aus. Einige der anderen Bach-Blüten wie

Ein einzelner blühender Stiel

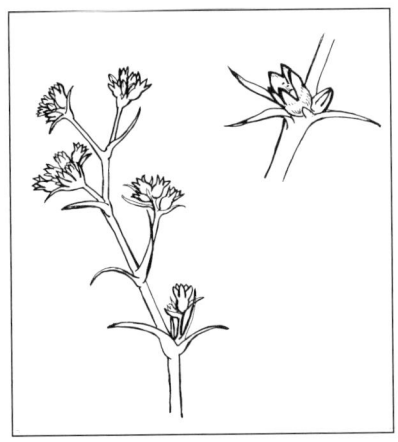

193

zum Beispiel die Wald-Trespe (siehe Seite 239 ff.) haben auch keine Blütenblätter und deshalb haben sie bestimmte Eigenschaften gemeinsam.

Der Einjährige Knäuel ist eine unauffällige Pflanze, die man leicht übersieht. Wo man sie noch letzte Woche gefunden hat, kann sie heute schon verschwunden sein, von Kaninchen aufgefressen oder von der Sonne verbrannt. Im Gras erblickt man sie einen Augenblick lang und dann scheint sie im nächsten Augenblick verschwunden zu sein. Wenn man den Einjährigen Knäuel erst einmal entdeckt hat, ist er leicht zu erkennen. Auch dies weist auf seine Natur hin. Wie die Moral ist er stillschweigend vorhanden, aber schwer zu definieren. Der gebräuchliche Name Knäuel stammt von dem deutschen Wort für Knoten oder verwirrte Fäden. Die verwickelten Stiele der Pflanze, die in alle Richtungen gleichzeitig zu wachsen scheinen, sprechen von einem Bedürfnis nach Klarheit und Unterscheidung. Die Farbe der Blüten, grün, deutet darauf hin, daß man diese durch eine Erkenntnis des Herzens erlangt. Diejenigen von uns, denen es an Überzeugung mangelt, finden den Weg zu einer neuen Wahrnehmung, einer neuen Möglichkeit, sich eine Meinung zu bilden. Dies ist mehr als eine Entscheidung zwischen links und rechts, kommen oder gehen. Es ist eine Entscheidung der Seele, die unsere Handlungen durch die Überzeugung lenkt, daß unser Handeln einen tieferen Sinn hat. Davon zeugt der bescheidene Einjährige Knäuel und verleiht eine klare und offene Wahrnehmung dessen, was am angemessensten ist.

Standort

Der Einjährige Knäuel gedeiht auf Sandböden (nicht kalkhaltig), unter trockenen oder gut bewässerten Bedingungen. Bach und die Autoren einiger älterer

Pflanzenbücher erwähnen ihn als eine häufig vorkommende Pflanze, die besonders in Kornfeldern wächst. Aber aufgrund der modernen Ackerbaumethoden ist er ziemlich selten geworden. Weil es sich um ein niedriges Gewächs handelt, ist er in jedem Fall schwer zu finden. Man findet den Einjährigen Knäuel auf unbebautem Boden an Stellen, wo der Boden durch das natürliche Weiden von Tieren aufgebrochen wurde. Dies kann durch Kaninchen geschehen sein, die auch Sandboden bevorzugen, um darin ihre Höhlen zu bauen.

Identifikation

Der Einjährige Knäuel ist eine einjährige Pflanze (der winterharte Knäuel ist ähnlich, aber wächst im Wald). Er wächst dicht am Boden mit zahlreichen verzweigten Stielen, die ein dichtes Kissen bilden. Die Blätter sind klein und stachelig und umschlie-

ßen den Stiel in Paaren. Die Blütentrauben am Ende der Triebe sind grün, etwa 4 mm im Durchmesser und haben keine Blütenblätter.

Die fünfzackigen Nebenblätter können mit Blütenblättern verwechselt werden. Sie sehen aus wie eine winzige Krone. Die Frucht ist eine trockene Nuß, die sich in der Mitte bildet. Die Suche nach dem Einjährigen

Ausschnitt
der blühenden Pflanze

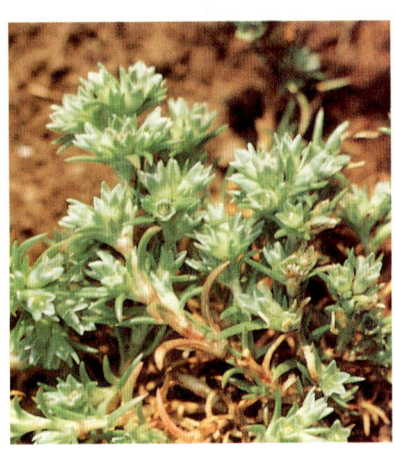

Knäuel kann auch zu vielen ähnlichen Pflanzen führen: Besonders der Spergel und *Sagina procumbens* wachsen an den Plätzen, wo der Einjährige Knäuel nicht gedeiht, nämlich an sumpfigen und schattigen Stellen.

Blütezeit

Von Ende Mai bis September.

Herstellung

Die Essenz des Einjährigen Knäuel wird mit der Sonnen-Methode hergestellt (siehe Seite 25). Suchen Sie einen Ort, wo die Pflanze kräftig wächst und sammeln Sie Blütenköpfe, die Sie dann auf die Oberfläche des Wassers legen. Dabei können auch ein paar Samen mitgepflückt werden.

STAR OF BETHLEHEM

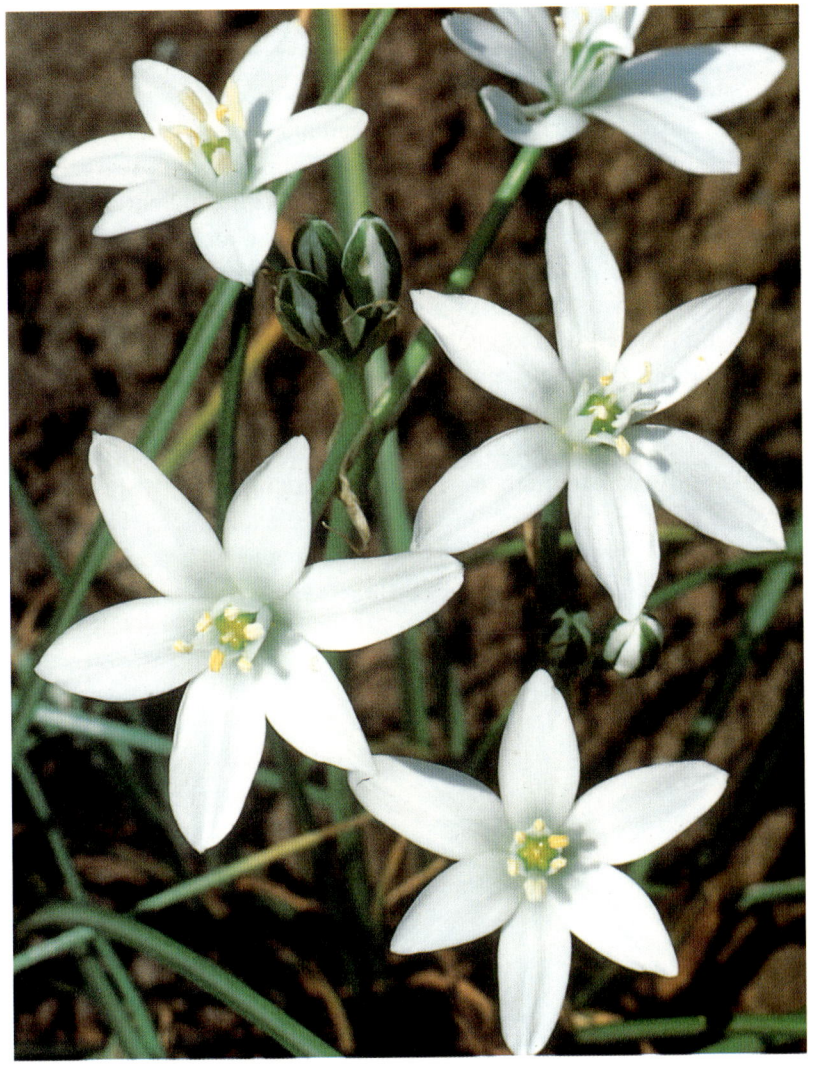

Affirmation

... einen so tiefen Zustand des Friedens aufrechtzuerhalten, daß die Prüfungen und Unruhen der Welt uns nichts anhaben können, ist in der Tat eine große Leistung und verhilft uns zu dem Frieden, der Verständnis verleiht. Und obwohl dies zunächst nur ein Traum zu sein scheint, ist dieser Frieden in Wirklichkeit in unser aller Reichweite, wenn wir Geduld und Ausdauer haben.
(C. W., 153)

Indikation

Für diejenigen, die Kummer haben und sich in einer Situation befinden, die sie vorübergehend sehr unglücklich macht.

So bei Schockzuständen, die durch schlechte Nachrichten, den Verlust von einem geliebten Menschen, den Schrecken nach einem Unfall und ähnliches entstehen.

Aber auch all denen, die sich eine Zeitlang nicht trösten lassen wollen, spendet dieses Heilmittel Trost.
(Twelve Healers)

Goldiger Milchstern

Ornithogalum umbellatum

Der Goldige Milchstern hat eine sechsblättrige Blüte. Wie der Davidstern hat auch dieser Stern eine besondere Bedeutung. Der Name bezieht sich auch auf die Tatsache, daß eine Pflanze dieser Art auf den Feldern Palästinas und Syriens üppig wächst. Die Sterne dieser Länder sind mit einigen offensichtlichen Assoziationen verbunden. Die kleine Blüte mit ihrem leuchtenden Weiß zeigt eine vollkommene, sechszackige Geometrie. In der Natur hat die Geometrie eine erstaunliche Bedeutung. Es ist noch nicht allzulange her, daß der Davidstern zum Symbol des Judentums gemacht wurde. Im Altertum wurde er verwendet, weil er die Vorstellung versinnbildlichte, daß das Leben durch die wechselseitige Durchdringung von Materie und Göttlichkeit entsteht: Ein Dreieck repräsentiert die göttliche Welt, welche die Erde berührt, das andere die materielle Welt, die zu Gott strebt. Wenn sie in einer vollkommenen Beziehung zueinander stehen, herrscht im Leben vollkommene Harmonie. Wenn sie jedoch nicht im Einklang miteinander sind, leuchtet es ein, daß alle Dinge in Unordnung und aus der Harmonie geraten. Da der Goldige Milchstern die einzige der Bach-Blüten ist, die diese sechszackige Geometrie aufweist (die meisten Blüten sind

Blüten mit Blatt und Knospen

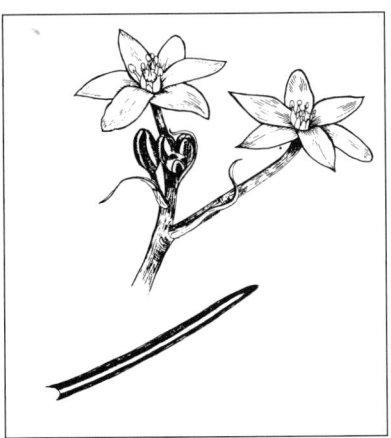

fünfblättrig), kommt ihr eine besondere Bedeutung zu.

Der Goldige Milchstern ist das Heilmittel bei Schock. Wenn wir irgendeinen Schock erleiden, führt dies dazu, daß wir den Bezug zu unserem Körper verlieren; wir sagen zum Beispiel: »Ich fahre aus der Haut…« oder »Es warf mich völlig aus der Bahn…«. Wir verwenden ein Bild für die Unordnung, die in der subtilen Geometrie unserer selbst entstanden ist: Wir sind aus dem Gleichgewicht geraten. Dies behindert den Fluß der Lebenskraft in unserem Inneren und hat ernsthafte Auswirkungen auf unsere Gesundheit, und zwar auf allen Ebenen. Der Goldige Milchstern besitzt mit seiner leuchtenden, strahlenden Reinheit die Kraft, dieses Muster wieder zurechtzurücken. Er wirkt harmonisierend, so daß die natürlichen Heilprozesse stattfinden können. In praktischer Hinsicht fühlen wir uns getröstet und beruhigt, so daß unser Schmerz und unser Trauma besänftigt werden. Wir haben das Gefühl, daß wir wieder aufatmen können und sich die Spannung löst. Dies bedeutet, daß wir wieder in einen Zustand normaler Aktivität kommen, weil die Harmonie unserer göttlichen Natur wieder an die richtige Stelle gerückt worden ist.

Standort

Der Goldige Milchstern wächst auf offenem Grasland auf trockeneren Böden. Alte Pflanzenbücher bezeichnen ihn als eingeführte Spezies, die man in Gärten findet, doch obwohl der Goldige Milchstern keine heimische Pflanze ist, ist sie weithin heimisch geworden.

Identifikation

Der Goldige Milchstern ist ein winterhartes Zwiebelgewächs aus der Familie der Lilien. Wenn er blüht, hat er einen Stiel und Blätter von ungefähr 10 bis

15 cm. Die Blätter sind schlank und spitzzulaufend und wachsen aus der Knolle heraus, sind dunkelgrün mit einem weißen Streifen in der Mitte. Die Blüten werden von einer Dolde getragen — einem Kopf von sechs bis zehn einzeln gestielten Blüten, wobei jede Blüte (von einem Durchmesser von 30 mm) sechs Blütenblätter hat. Diese sind leuchtendweiß und haben auf der Rückseite einen dunkelgrünen Streifen. Dies liegt an ihrer Doppelfunktion als Nebenblätter, die eine grüne Knospe bilden, bevor sie sich öffnen. In den sechs Blütenblättern befindet sich in der Mitte eine kleine Krone von sechs Staubgefäßen, die auf weißen Stielen, die um eine zentrale Kuppel angeordnet sind, deutlich hervortreten. Die Blüten öffnen sich, um eine maximale Lichtmenge aufzunehmen, nur im hellen Sonnenschein ganz. Die Pflanze ist leicht zu erkennen, obwohl einige ihrer Verwandten irreführend sein können: Ramsen (Bärlauch) oder Waldknoblauch hat beispielsweise ein breiteres Blatt und eine Blüte mit flachen, weißen Sternen, andere Arten hingegen haben eine ganz andere Struktur.

Blütezeit

April bis Juni.

Geschlossene Blüten haben an der Rückseite der Blütenblätter einen grünen Streifen

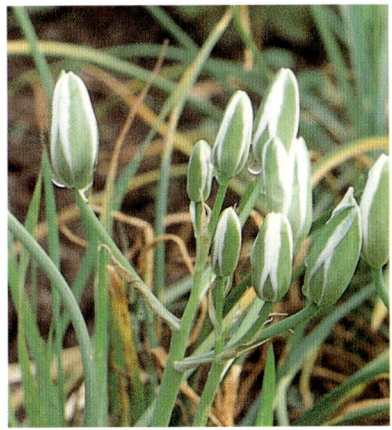

Herstellung

Die Essenz des Goldigen Milchsterns wird mit der Koch-Methode hergestellt (siehe Seite 26). Suchen Sie einen Ort, wo die Pflanze besonders üppig wächst, und sammeln Sie die vollständigen Blüten. Die Blüten sollten bereits geöffnet sein, deshalb ist ein klarer, sonniger Morgen beim Sammeln erforderlich.

SWEET CHESTNUT

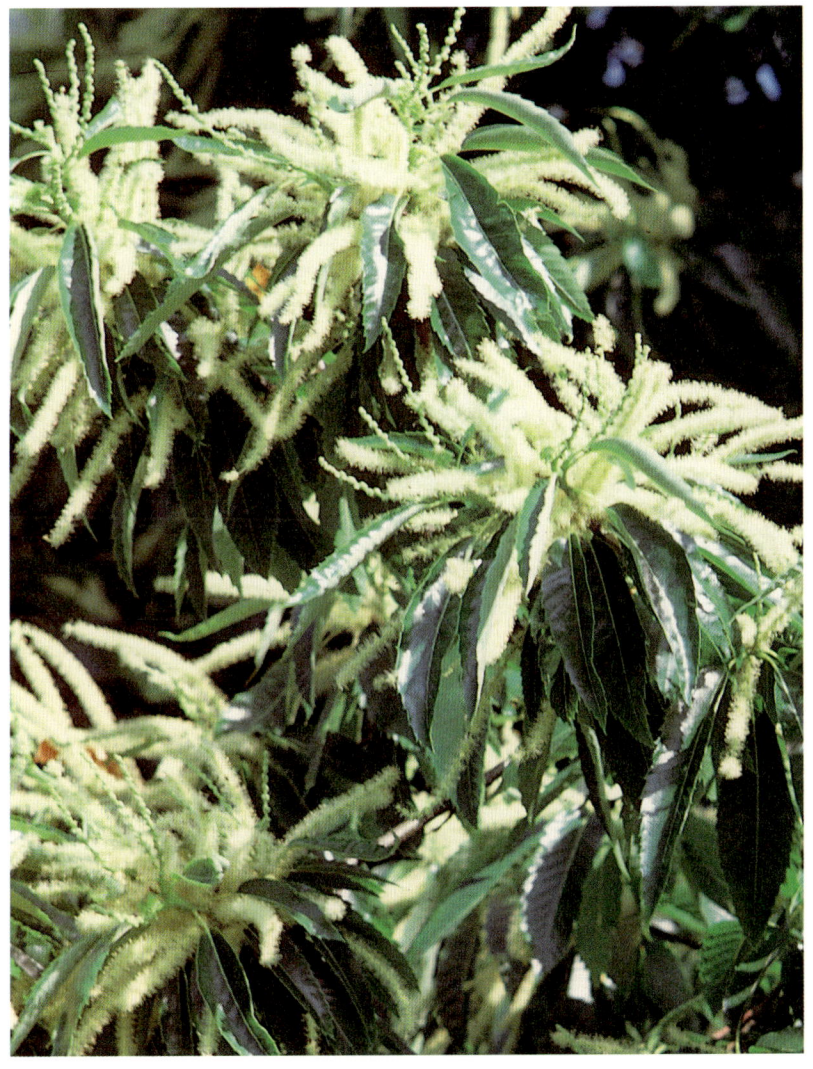

Affirmation

Aber auch in den dunkelsten Stunden und wenn der Erfolg beinahe unmöglich erscheint, wollen wir uns immer daran erinnern, daß Gottes Kinder niemals Angst haben sollen, unseren Seelen nur solche Aufgaben gestellt werden, die wir bewältigen können, und mit unserem eigenen Mut und Vertrauen in das Göttliche in uns all denen der Sieg zuteil werden muß, die unermüdlich streben.

(C. W., 141)

Indikation

Hilft in den Augenblicken, wo die Verzweiflung eines Menschen so groß ist, daß sie unerträglich erscheint.

Wenn man sich körperlich oder geistig so fühlt, als ob man die Grenzen seiner Kraft erreicht hätte und nun zusammenbrechen muß.

Wenn es so scheint, als ob einem nichts mehr anderes übrigbleibt als Zerstörung und Vernichtung.

(Twelve Healers)

Edelkastanie

Castanea sativa

Die Edelkastanie gehört zu den letzten Blütenheilmitteln, die Bach fand. Sie ist das Heilmittel für die Seelenqual und Verzweiflung. Wir könnten uns nun fragen, welche Pflanze die Kraft besitzen könnte, uns über das scheinbar Unerträgliche hinwegzuhelfen, wenn sich die Seele in einem trostlosen Zustand befindet. Sicherlich ist dafür ein Baum mit größter Kraft und Vitalität notwendig. Es ist eine Zeit, wenn wir das Gefühl haben, der Vernichtung gegenüberzustehen, wenn wir glauben, daß wir geistig nicht mehr weiterwissen und nicht mehr länger leiden können. Edelkastanien gehören zu den majestätischsten Bäumen. Sie werden riesig und ruhen in sich selbst, ein Inbild großer und ausreichender Kraft. Sie können mehr als tausend Jahre alt werden und, wie der positive Seelenzustand dieses Heilmittels, der zu neuen Einsichten und Möglichkeiten führt, schlagen neue Triebe aus dem alten Stamm aus. Sie demonstrieren eine Lebenskraft, die ziemlich außergewöhnlich ist, fähig, die erschöpfte Seele derjenigen, die sich in der Dunkelheit dort unten abgekämpft haben, hinauf ins Sonnenlicht zu tragen.

Im Winter ragen die enormen Stämme mit einer starken und zielgerichteten Kraft senkrecht hinauf in den Himmel, wobei

Blüten (a) männlich, (b) weiblich

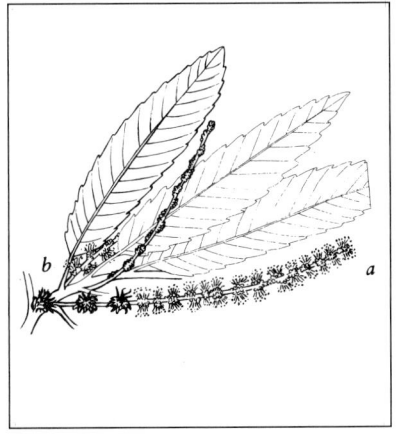

man ihre Stärke an der Riffelung der Rinde mit ihrer vertikalen Maserung erkennen kann. Diese Maserung zieht sich oftmals wie eine Spirale um den Stamm, ein Muster, das auf die Gegenwart einer bestimmten Konzentration der Erdkräfte hinweist. Im Sommer wird der Baumstamm von dem dichten Blattwerk verdeckt, von den großen, festen und wächsern schimmernden Blättern. Im Juli, wenn die Blüten aufbrechen und den ganzen Baum schmücken, erreicht sein Lebenstrieb seinen Höhepunkt.

Die Edelkastanie ist wie die Olive (siehe Seite 161 ff.) im Mittelmeerraum heimisch. Man glaubt, daß sie von den Römern nach Großbritannien gebracht worden ist. Als ein Baum des Mittelmeerraums liebt er Hitze und direkte Sonnenbestrahlung. Dies deutet auf seine Kraft hin, das Herz zu wärmen und die bedrückte Seele wiederaufzurichten: Seine Geste bedeutet, den Blick wieder nach oben zu lenken und eine neue Perspektive zu gewinnen. Auch die Blüten zeigen dies anhand ihrer cremefarbenen Federn, die aussehen wie berstende Strahlen des warmen Sonnenlichts.

Standort

Die Edelkastanie wächst in vielen Teilen Deutschlands, wobei sie besonders im Süden gut gedeiht und sich auch in der Wildnis verbreitet. Auch in Parks wurde sie als Zierbaum angepflanzt. Sie bevorzugt helle Standorte und gut bewässerte Böden (besonders Sand), aber sie toleriert auch die meisten anderen Bedingungen, außer Kalk.

Identifikation

Die Edelkastanie ist nicht schwer zu erkennen. Sie wird ungefähr 30 m hoch, womit sie nicht zu den höchsten Bäumen zählt, aber eine enorme Statur besitzt. In Großbritannien erreichen alte

Bäume einen Stammumfang von 10 m und in südlichen Ländern noch beträchtlich mehr. Die gefurchte Rinde ist für sie charakteristisch. Die langen, spitzzulaufenden Blätter (15 bis 25 cm) sind dunkelgrün, glänzend und haben scharfgezahnte Ränder. Die Bäume sind für ihre eßbaren Früchte bekannt, die sich im Herbst in einer stacheligen Schale bilden. Diese entstehen aus den weiblichen Blüten, die man nicht mit den auffälligen Federn der männlichen Kätzchen verwechseln kann. Die männlichen Blüten sind 20 bis 25 cm lang und bestehen aus 50 oder mehr feinen, cremiggoldenen Staubgefäßen. Die grünen weiblichen Blüten befinden sich entweder am unteren Ende des männlichen Stiels oder sie wachsen getrennt aus den Blattachseln des blühenden Schößlings heraus. Von vier Nebenblättern werden sie zu einem Kelch geformt, wobei sich eine getrennte Samenkammer und ein buschiger Stempel bildet.

Blütezeit

Die Blüten öffnen sich gewöhnlich im Hochsommer, im allgemeinen im Juli.

Herstellung

Edelkastanien-Essenz wird mit der Koch-Methode hergestellt (siehe Seite 26). Sammeln Sie die

Der massive Stamm eines alten Baums

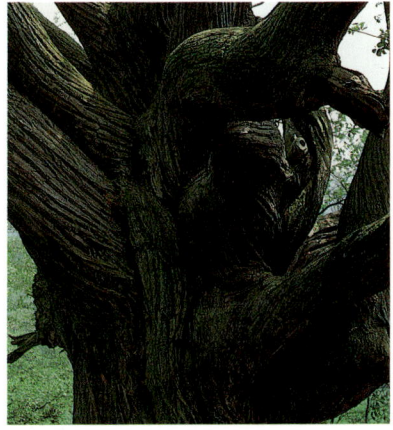

Blüten, wenn sie voll aufgeblüht sind, dann, wenn die männlichen Blüten cremiggelb sind. Man verwendet sowohl männliche und weibliche Blüten mit Blättern.

Sammeln Sie die Blüten von so vielen verschiedenen Bäumen wie möglich, obwohl nur wenige dieser Blüten in den Topf passen werden.

VERVAIN

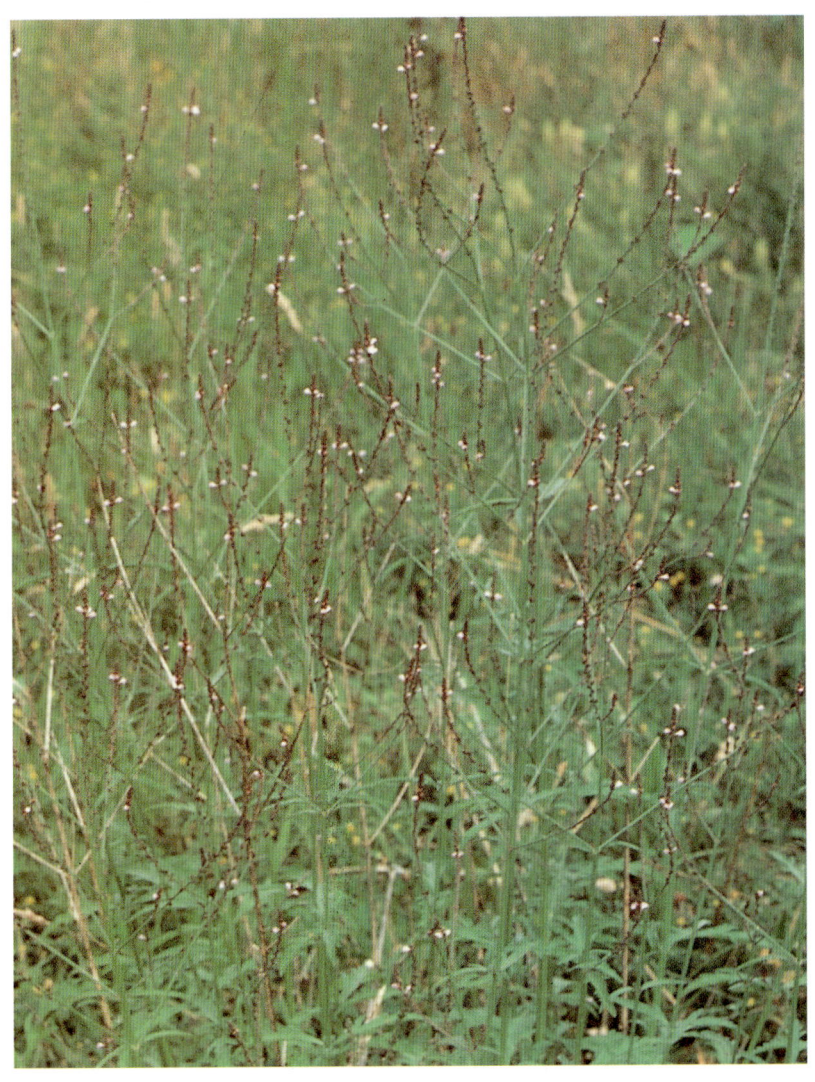

Affirmation

Wir sollten danach streben, so nachsichtig, so still, so geduldig und hilfreich zu sein, daß wir uns unter unseren Mitmenschen mehr wie ein Lufthauch oder ein Sonnenstrahl bewegen. Wir sollten stets bereit sein, ihnen zu helfen, wenn sie uns darum bitten, aber wir sollten ihnen niemals unsere eigene Ansicht aufzwingen.

(C. W., 119)

Indikation

Für diejenigen, die fixe Ideen und Prinzipien haben, die sie für richtig halten und von denen sie nur selten abweichen.

Sie haben das starke Bedürfnis, ihre Mitmenschen zu ihren eigenen Lebenseinstellungen zu bekehren. Sie sind willensstark und beweisen viel Mut, wenn sie von den Dingen überzeugt sind, die sie anderen vermitteln wollen.

Wenn sie krank sind, kämpfen sie auch dann noch lange weiter, wenn andere ihre Verpflichtungen längst aufgegeben hätten.

(Twelve Healers)

Eisenkraut

Verbena officinalis

In dem Versuch, die Natur der verschiedenen Heilpflanzen zu begreifen, betrachten wir die Blüten, ihre Farbe und den Standort, wo die Pflanze wächst. Wir betrachten auch die Struktur der Pflanze. Dies liefert uns einen ersten Schlüssel zum Verständnis des Eisenkrauts, dem Heilmittel bei übertriebener Anstrengung und Streß. Obwohl alle Pflanzen vollkommen sind, hat man den Eindruck, daß die Proportionen des Eisenkrauts nicht stimmen. Die Blüten sind winzig und unauffällig, doch die Blütenstiele sind hochgewachsen und verzweigt und bilden eine buschige Pflanze. Das Eisenkraut hat nur wenige Blätter, die sich hauptsächlich am unteren Teil des Stiels befinden. Daher zeigt es ein sehr beträchtliches Wachstum seiner Struktur, ein Netzwerk aus Stielen, die für beinahe nichts gut sind. Anders als bei anderen Pflanzen hat es keine Krone aus Blattwerk und

Blüten. Da es ein Kraut aus dem Mittelmeerraum ist, könnte dies eine Möglichkeit sein, unter den heißen und trockenen Bedingungen zu überleben, aber es ist auch ein Abbild des Seelenzustands des Eisenkrauts, den Bach als das Bedürfnis, »zu erkennen, daß die großen Leistungen im Leben sanft und still und ohne

(a) Stiel und Blätter,
(b) Struktur einzelner Blüte

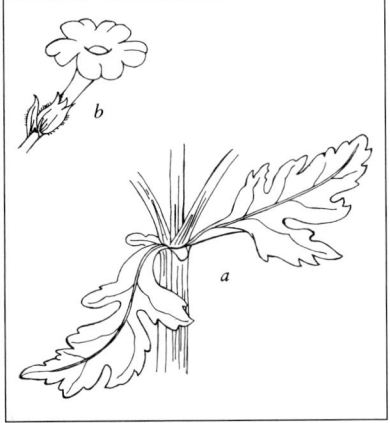

Anstrengung oder Streß errungen werden« (C. W., 107), bezeichnete. Für eine Pflanze kann es kein wichtigeres Ereignis geben, als zu blühen und so einen wesentlichen Lebenszweck zu erfüllen. Während es die Stiele des Eisenkrauts mit ihrem Wachstum übertreiben, um die Blüten zu tragen, sind die Blüten so bescheiden, sanft und friedlich, daß man sie fast nicht bemerkt.

Aber große Ideale können ohne Streß und Eile und ohne großes Getue verwirklicht werden. Das ist die Lebenslektion des Eisenkrauts.

Es ist die Ruhe, welche die Blüten verkörpern, die von der Essenz dieses Heilmittels übermittelt wird. Ihre zart malvenfarbenen Blüten wirken beruhigend und wenn wir sie etwas genauer betrachten, tut sich uns eine innere Welt auf, wo es keinen Konflikt, keine Spannung und Eile gibt. Nach außen hin zeigt die Pflanze das krampfhafte, sprunghafte Wachstum des negativen Seelenzustands mit seiner ruhelosen Bewegung. Innerlich zeigt sie die rezeptive Beschränkung, die dies ausbalanciert und Harmonie ins Leben bringt. Wie der Odermennig-Typ (die Struktur der beiden Pflanzen ähnelt sich in gewisser Hinsicht, siehe Seite 29 ff.) sucht die Eisenkraut-Persönlichkeit im wesentlichen Frieden. Beide erkennen, daß in der Welt vieles falsch ist, aber der Odermennig-Typ leidet innerlich, während das Eisenkraut den Konflikt nach außen bringt. Eisenkraut hat mit den äußeren Lebensumständen zu tun und es hat den Wunsch, daß sie verändert werden. Kurioserweise wächst es dort, wo das Land in Unordnung gebracht worden ist, und obwohl es gerne geschützt wächst, findet man es oftmals am Rand einer neuen Umgehungsstraße. Während die Autos und Lastwagen an den winzigen, sternenähnlichen Blüten vorbeirasen, ertönt ihr Ruf aus einer fernen Dimension der Ruhe.

Standort

Eisenkraut wächst auf kargen, trockenen Böden, wo das Gras spärlich ist. Hecken und Wegränder sind die häufigsten Standorte, obwohl die chemischen Sprühmittel, die vor einigen Jahren an Wegrändern eingesetzt wurden, viele Pflanzen vernichtet haben. Heute findet man Eisenkraut auf frisch bereinigten Böden, wo keine starke Konkurrenz herrscht. Das Eisenkraut kommt örtlich vor und wächst vorwiegend in Südengland, besonders auf kalkhaltigen Standorten.

Identifikation

Das Eisenkraut wächst aus einem winterharten Wurzelstock mit ziemlich kräftigen, buschigen Stielen heraus und wird bis zu 1 m hoch. Die abgestorbenen Stiele aus dem Vorjahr bleiben oft an der Pflanze. Die Stiele sind im Querschnitt quadratisch und wie die Blätter behaart. Die Blätter sind spitzzulaufend und in gegenüberliegenden Paaren angeordnet, gelappt und gezahnt und werden nach oben hin kleiner. Die Blüten sind relativ klein, etwa 4 bis 5 mm groß, zart malvenfarben oder rosa und öffnen sich nacheinander entlang einem zarten Stiel, wobei sich weiter unten kleine Früchte bilden. Es öffnen sich immer nur ein paar Blüten gleichzeitig.

Ausschnitt der Blüte

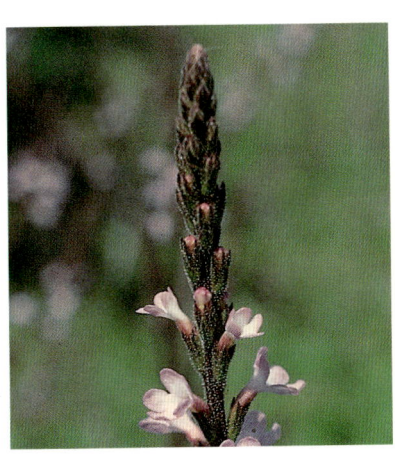

Blütezeit

Abhängig vom Standort, meist Juni bis September.

Herstellung

Eisenkraut-Essenz wird mit der Sonnen-Methode hergestellt (siehe Seite 25). Die blühenden Stiele werden von so vielen Pflanzen wie möglich gepflückt. Diese werden oberhalb von Samen, die sich womöglich gebildet haben, abgeschnitten, wenn einige kleine Blüten aufgeblüht sind. Die abgeschnittenen Stiele werden auf die Wasserschale gelegt.

VINE

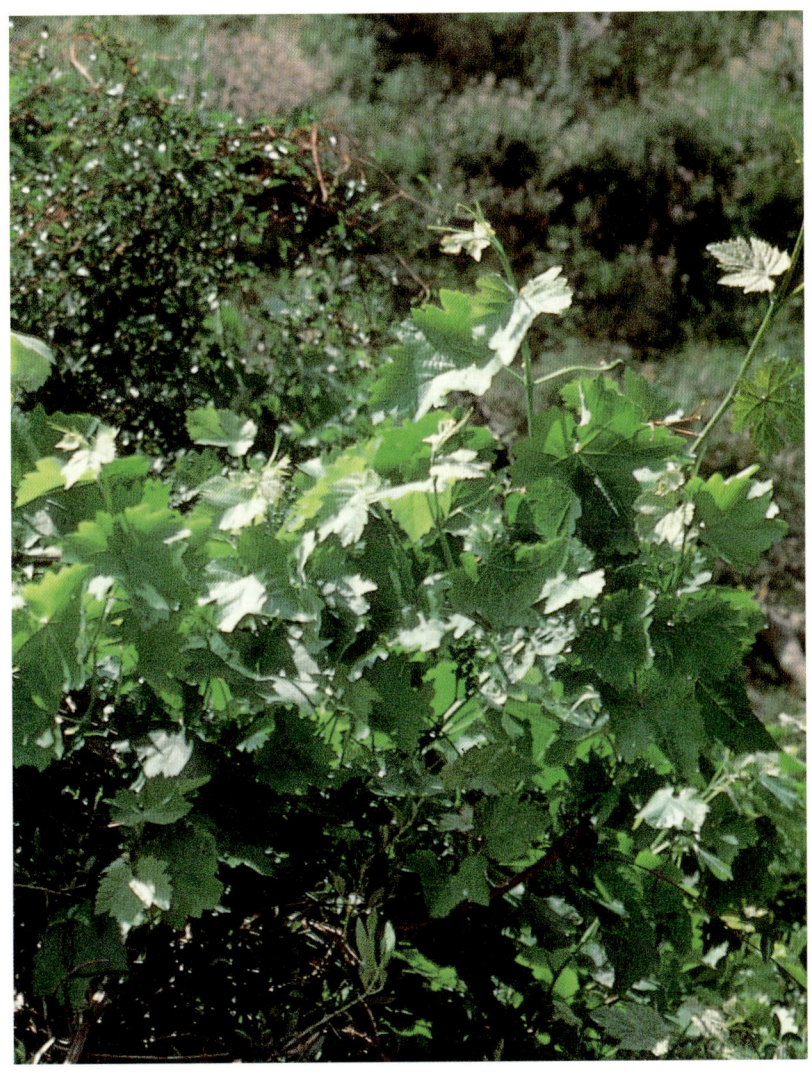

Affirmation

Wenn wir jedem Menschen und allem um uns herum Freiheit geben, stellen wir fest, daß wir mehr Liebe zurückbekommen und mehr besitzen, als jemals zuvor, denn die Liebe, die Freiheit schenkt, ist die große Liebe, die viel fester bindet.

(C. W., 103)

Indikation

Für begabte, selbstsichere Menschen, die auf ihren Erfolg vertrauen.

Sie sind so von sich selbst überzeugt, daß sie meinen, es wäre auch für andere von Vorteil, wenn man sie davon überzeugen könnte, alles so zu machen wie sie, oder da sie sicher sind, daß es so richtig ist. Selbst wenn sie krank sind, machen sie ihren Mitmenschen Vorschriften.

In Notfällen können sie eine große Hilfe sein.

(Twelve Healers)

Weinrebe

Vitis vinifera

Die Weinrebe ist eine der ältesten Pflanzen, von der die Überlieferung spricht: Wie der Olivenbaum muß sie die Sintflut überlebt haben, denn es heißt, daß Noah einen Weinstock gepflanzt hat. In der Bibel wird die Arbeit, Weinreben zu pflanzen und zu beschneiden, als Sinnbild verwendet, um die Lebensumstände der Menschen zu verdeutlichen. Die Weinrebe braucht sorgfältige Pflege, sonst bringt sie bittere und schlechte Trauben hervor. Daher wurde sie zu einer Allegorie für das Seelenleben. Gleichermaßen hat die Weinrebe eine lange und einmalige Assoziation zur Menschheit, da sie sowohl Nahrung als auch ein Getränk liefert. Für die Bach-Blüten-Essenz ist das natürliche Verhalten der wildwachsenden Pflanze von Bedeutung. Der beschnittene, kultivierte Rebstock hat einen verknoteten und verschrumpelten Rebstock, der von den Züchtern ihren Anforderungen angepaßt wird. Verglichen mit den sich frei ausdehnenden, rankenden Stielen der wilden Abart ist dies eine grobe Behandlung. Doch beide Arten des Weins breiten sich aus und halten sich an allem fest, was in ihrer Nähe ist, wobei sie sich mit ihren Ranken daran festklammern.

(a) Ranken, (b) blühender Stiel, (c) Blüte mit aufgesprungenen Blütenblättern

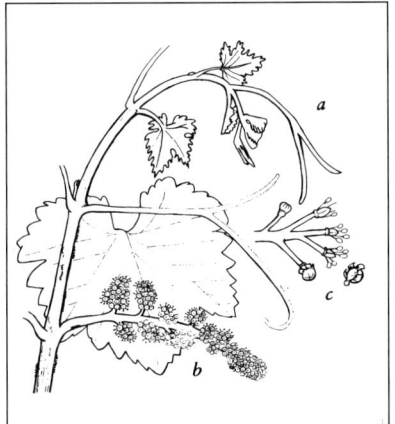

Der Seelenzustand des Heilmittels wird als dominierend, willensstark und unflexibel beschrieben. Bach sagte, daß diejenigen, die dominieren, »viel Hilfe und Führung brauchen, damit sie die große, universelle Wahrheit der Einheit erkennen und die Freude der Brüderlichkeit begreifen können« (C. W., 141). Der Seelenzustand der Weinrebe verliert in der Sicherheit des individuellen Willens das Mitgefühl und die Brüderlichkeit aus den Augen. Es ist so, als ob wir unseren göttlichen Ursprung vergessen und uns nicht mehr bewußt sind, daß in jedem von uns die Göttlichkeit verborgen ist. Daher können wir zu kleinen Tyrannen werden. Das Wachstum des Rebstocks verdeutlicht dies in vieler Hinsicht: Er ist eine Kletterpflanze, die extrem kräftig ist und Ranken hat, die sich um die Wirtpflanze schlingen und sich hochziehen, indem sie andere dazu benutzen. Er ist langlebig wie ein Baum (er kann möglicherweise einige hundert Jahre alt werden),

aber er hat keinen Stamm, weshalb er seine dominante Position dadurch erlangt, daß er den Willen zur Ausbreitung besitzt, anstatt aufgrund einer natürlichen Statur. Die zarten Blüten sind dahingehend sonderbar, daß die fünf Blütenblätter so zusammengewachsen sind, daß sie eine kleine Kappe bilden, die abgeworfen wird, sobald die Staubgefäße darunter reif werden. Dieser Abwurf der Blütenblätter illustriert die Art und Weise, wie die Weinrebe anderen ihren Willen aufzwingt. Die Blüte ist grün, was, wie beim Einjährigen Knäuel (siehe Seite 191 ff.) auf eine Verbindung zum Herzchakra schließen läßt. Im Herzen kann der Seelenzustand der Weinrebe positiv werden. Dann wird das dominante Verhalten unterstützend, die Selbstdurchsetzung wird rezeptiv und das Fordernde wird in Großzügigkeit umgewandelt. Wir werden wie die Weinrebe selbst, die den Menschen mit ihrer Frucht, der Traube, große Reichtümer schenkt.

Standort

Wilde und kultivierte Weinreben findet man in der ganzen Welt, wo das richtige Klima herrscht. Die Fotografie auf Seite 215 wurde auf der Insel Kreta aufgenommen.

Identifikation

Die übliche Weinrebe ist eine winterharte, rankende Kletterpflanze. Gewöhnlich sieht man sie in kultivierter Form, wenn sie zu einem kurzen Wurzelstock zurückgeschnitten worden ist. Im wilden Zustand (Unterart *Sylvestris*) können die Stiele eine beträchtliche Länge erreichen (10 bis 20 m), und bei alten Pflanzen kann der Hauptstamm einen Durchmesser von mehr als 25 cm haben. Die Blätter sind 10 bis 15 cm im Durchschnitt und haben drei oder fünf Zacken. Die Blüten bilden verzweigte Trauben, die aus den Blattachseln entspringen. Sie sind klein und grün und erscheinen wie geschlossene Blattknospen, bis die Blütenblätter durch die reifenden Staubgefäße gezwungen sind, sich zu öffnen.

Blütezeit

Dies hängt vom jeweiligen Standort ab. In Deutschland blüht die Weinrebe im Sommer: Ende Mai bis Juli.

Ausschnitt der Blüten

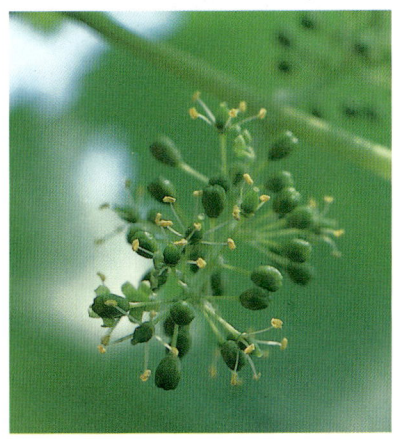

Herstellung

Die Weinreben-Essenz wird mit der Sonnen-Methode hergestellt (siehe Seite 25). Die blühenden Trauben werden von verschiedenen Weinreben gepflückt, die in voller Blüte stehen. Dies ist dann, wenn die Mehrheit der Blüten geöffnet sind und beginnen, die Staubgefäße mit den Pollen freizugeben. Zu diesem Zeitpunkt duften sie stark. Zur Herstellung der Bach-Blüten-Essenz sollte der Wilde Wein verwendet werden.

WALNUT

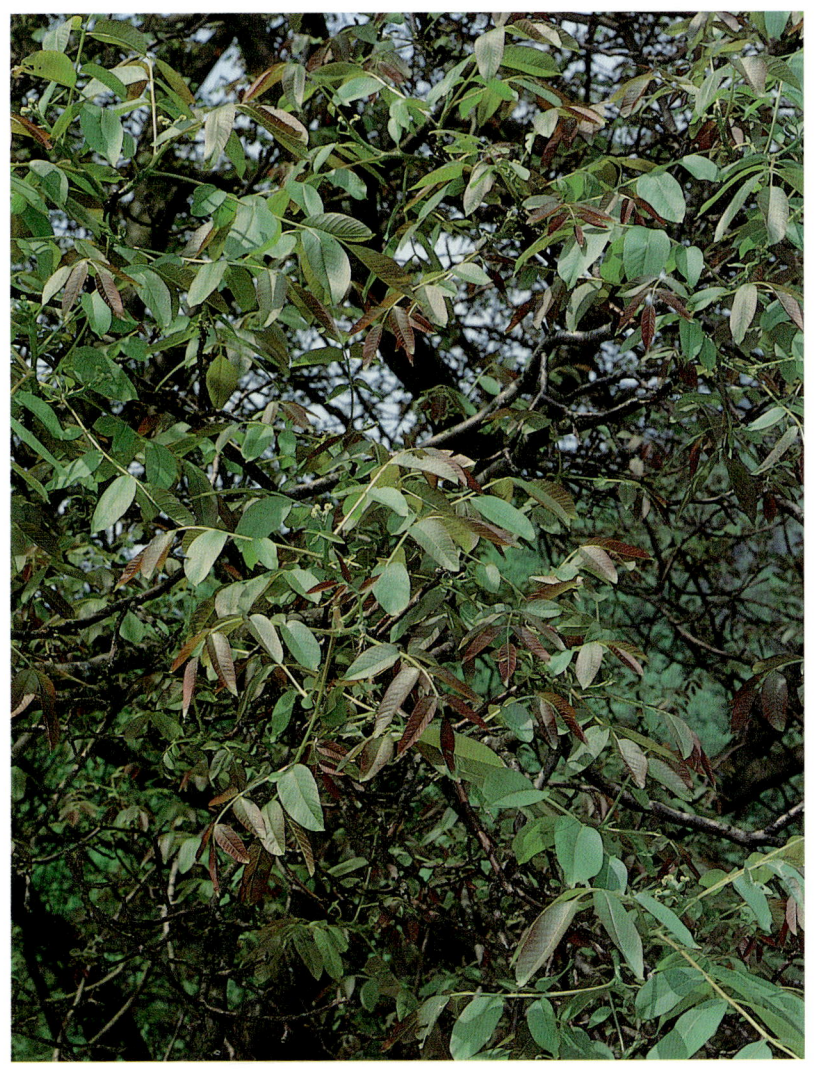

Affirmation

Wir müssen absolute und vollständige Freiheit erlangen, so daß alles, was wir tun, jede unserer Handlungen — ja sogar jeder unserer Gedanken — seinen Ursprung in uns selbst hat und wir auf diese Weise die Möglichkeit erhalten, aus uns selbst heraus zu leben und großzügig zu geben, und zwar nur aus unserem eigenen Antrieb heraus.

(C. W., 154)

Indikation

Für diejenigen, die bestimmte Vorstellungen und feste Ziele im Leben haben und diese verwirklichen, aber bisweilen durch den Enthusiasmus, die Überzeugungen oder festen Meinungen anderer versucht werden, sich von ihren eigenen Ideen und Zielen abbringen zu lassen.

Dieses Heilmittel verleiht Standhaftigkeit und Schutz vor äußeren Einflüssen.

(Twelve Healers)

Walnuß

Juglans regia

Die Vorstellung, verschiedene Pflanzen zusammenzupflanzen, beruht darauf, daß bestimmte Gartenpflanzen glücklich koexistieren, während sich andere nicht besonders gut vertragen. In der Wildnis kann man beobachten, daß einige Blumen und Bäume dazu neigen, gemeinsam zu wachsen. Zum Teil liegt dies daran, daß sie unter denselben physikalischen Bodenbedingungen gedeihen, aber es weist auch auf eine metaphysische Verwandtschaft hin, eine Verbindung ihrer subtilen Muster. Walnußbäume sind fast das genaue Gegenteil davon. Sie besitzen eine aktive Kraft, die andere Lebensformen abschreckt. Aufgrund dieser Eigenschaft schützt dieses Heilmittel vor äußeren Einflüssen. Der Baum hat eine duftende Aura, die nicht unangenehm ist, aber Insekten, Vögel und andere Pflanzen nicht anzieht. Der Duft der Walnuß ist besonders stark, wenn die neuen Blätter aus der Knospe hervorbrechen. Die Öle verflüchtigen sich in der warmen Luft und zu dieser Zeit ist es möglich, einen Walnußbaum mit geschlossenen Augen zu entdecken! Später im Jahr kann es notwendig sein, die Blätter zu zerreiben, um den Duft zu riechen. Wie bei den meisten anderen Pflanzen ist

Die Blüten
(a) weiblich, (b) männlich

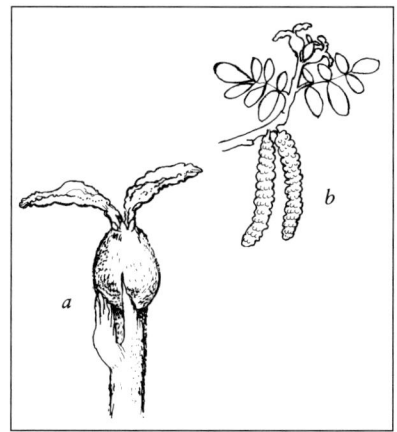

auch die Aktivität des Walnuß-
baums früh im Jahr am stärksten, dann wenn die Blüten im
April und Mai mit den neuen
Blättern erscheinen. Zu diesem
Zeitpunkt wird die Blüten-Essenz aus der Walnuß hergestellt.

Die Walnuß-Essenz wird nicht
nur damit in Verbindung gebracht, unseren psychologischen
Raum vor störenden Einflüssen
zu beschützen. Sie steht auch
in Zusammenhang mit dem
Veränderungsprozeß und den
Wachstumsstadien. Dies bedeutet, wenn uns Fesseln an die Vergangenheit daran hindern, unser
neues Leben in Angriff zu nehmen. Vielleicht wird dieser Vorgang, das neue geistige Muster
zu schützen, beim Walnußbaum
von der Nuß illustriert. Sie hat
einen weichen, weißen Kern, der
aussieht wie das menschliche
Großhirn und von einer schüt-
zenden Frucht umgeben wird.
Im positiven Seelenzustand der
Walnuß sind wir in der Lage, den
Eindruck der neuen Situation
wahrzunehmen, ohne sie von

alten Gedankenmustern färben
zu lassen. Dies verleiht uns eine
Art Spontaneität, die ermöglicht,
daß wir für jeden neuen Lebensumstand ein neues Konzept
haben und frei von den Fesseln
der Vergangenheit sind. Die
weiblichen Walnußblüten ähneln
einem Mutterschoß und werden
wie alle Blüten jedes Jahr neu be-
fruchtet, aber keine andere Blüte
bildet eine Frucht aus, die so
deutlich die Signatur des menschlichen Geistes trägt. Und im Seelenzustand der Walnuß wird der
Geist beeinflußt und nicht die
Gefühle.

Standort

Die Walnuß ist kein heimischer
Baum, sondern wurde traditionell wegen ihrer Nuß sowie auch
wegen ihres Holzes angepflanzt.
Oftmals findet man sie in der
Nähe von alten Bauernhäusern.
Sie bevorzugt fruchtbare Böden
und braucht viel Raum, um zu
wachsen.

Identifikation

Walnußbäume sind Laubbäume, die 20 bis 25 m hoch werden und breite, ausladende Äste haben. Die Rinde ist im allgemeinen glatt, obwohl alte Bäume gefurcht sind. Die Blätter, die purpur-grün sind, wenn sie noch jung sind, sind spitzzulaufend und haben am Ende zwischen 7 und 10 Nebenblätter, die etwas rundlich sind. Die männlichen Blüten sind dicke, herabhängende, grüne Kätzchen. Die weiblichen Blüten sind klein, grün und wie eine Flasche (oder Feige) geformt. Aus der Spitze der Blüte stehen zwei fiedrige Narben hervor, die aussehen wie eine winzige, zart orange-rosafarbene Rüsche, die die vom Wind vorbeigewehten Pollen auffängt. Sowohl männliche als auch weibliche Blüten erscheinen am selben Baum, aber die männlichen Blüten werden später reif, um eine kreuzweise Befruchtung von benachbarten Bäumen zu gewährleisten. Wegen der duftenden Blätter kann der Walnußbaum nicht verwechselt werden. Die Esche, der Lebensbaum und die amerikanische Schwarze Walnuß (*Juglans nigra*) haben alle ein spitzzulaufendes Blatt, jedoch eine größere Anzahl von Nebenblättern. Die Schwarze Walnuß hat auch einen gezackten Blattrand. Im April und Anfang Mai, wenn die Blätter bronzefarben erscheinen, ist die *Juglans regia* leicht zu identifizieren.

Ausschnitt der weiblichen Blüten

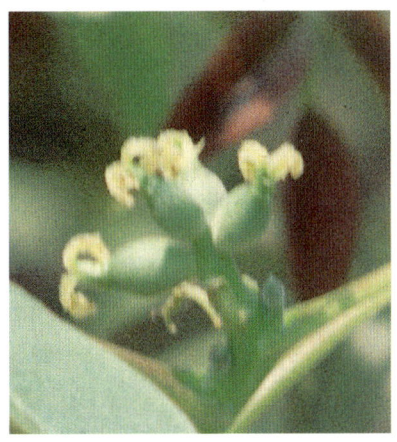

Blütezeit

April bis Ende Mai.

Herstellung

Walnuß-Essenz wird mit der Koch-Methode hergestellt (siehe Seite 26). Sammeln Sie weibliche Blüten von verschiedenen Bäumen, wobei Sie die blühenden Stiele mit den jungen Blättern abschneiden, so daß sie in den Topf passen. Sie sollten auch einige männliche Kätzchen hinzufügen, aber die weiblichen Blüten sind am wichtigsten.

WATER VIOLET

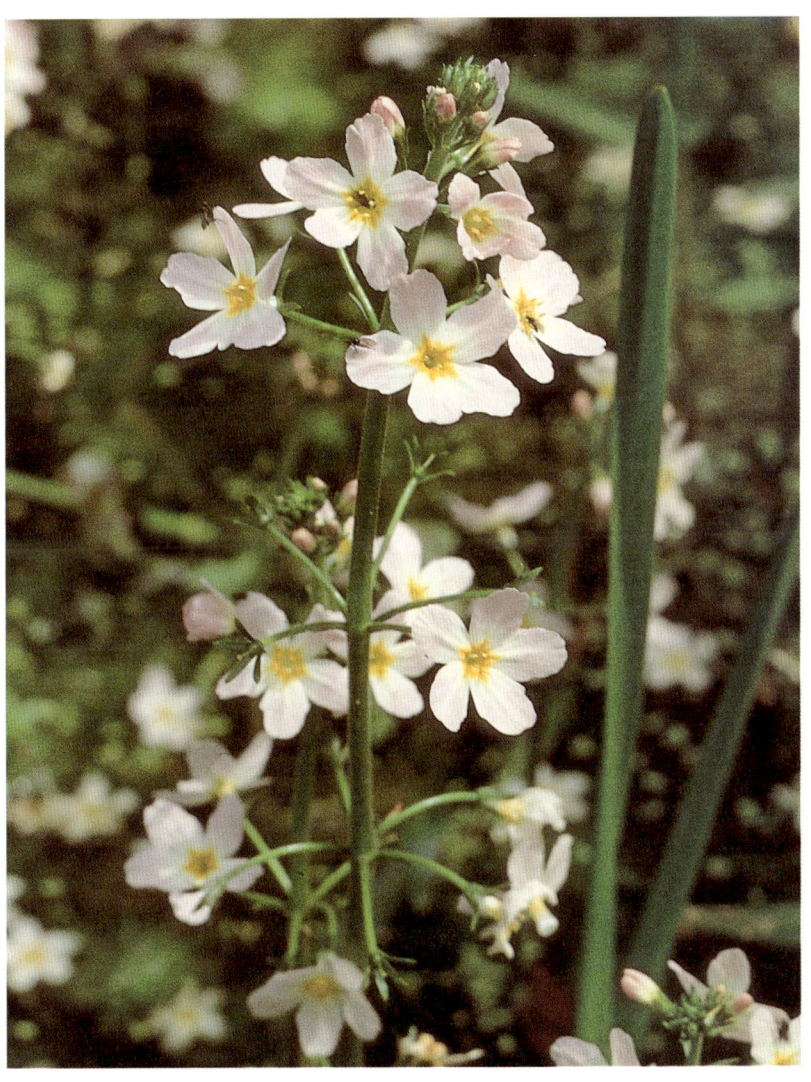

Affirmation

...wir lernen, in der Welt vollkommen alleine dazustehen und
gewinnen dadurch die tiefe Freude vollständiger Freiheit und
sind deshalb zu wahrhaftigem
Dienst an der Menschheit fähig.
Und wenn wir dies verwirklicht
haben, ist es kein Opfer mehr,
sondern die außergewöhnliche
Freude der Hilfsbereitschaft unter allen Umständen.

(C. W., 109)

Indikation

Für diejenigen, die, ob sie nun
gesund oder krank sind, gerne allein sind. Es sind stille Menschen, die sich lautlos bewegen,
wenig reden und alles in ruhigem
Ton sagen. Sie sind sehr unabhängig, begabt und selbstsicher
und kümmern sich kaum um die
Meinung anderer Menschen. Sie
wahren die Distanz, lassen anderen Menschen ihre Ruhe und
gehen ihre eigenen Wege. Oftmals sind sie klug und talentiert.
Ihr innerer Frieden und ihre
Ruhe sind ein Segen für ihre Mitmenschen.

(Twelve Healers)

Sumpfwasserfeder

Hottonia palustris

Als Bach das Heilmittel der Sumpfwasserfeder fand, war er gerade in Sorge um die Gesundheit einer Freundin, und da er ihren Charakter kannte, suchte er eine Pflanze, die ihr helfen könnte.*

Am Morgen befand sich Bach im gleichen emotionellen Zustand wie seine Freundin. Als er die Wasserfeder an einem Fluß entdeckte, wußte er, daß dies die richtige Pflanze sein würde. Er legte seine Hand über die Blüten und sie verliehen ihm den positiven Seelenzustand des Heilmittels. Er fühlte sich demütig, ruhig und fröhlich. Wir wissen, daß der negative Seelenzustand der Sumpfwasserfeder-Persönlichkeit distanziert, stolz und ein wenig lebensverachtend ist. Diese Menschen wollen alleine sein, weil andere Menschen ›der Seele lästig sein können‹. Ebenso

wie mit dem Heilmittel-Typ verhält es sich mit der Pflanze. Sie führt ein zurückgezogenes Leben im Wasser eines ruhigen Flusses und verbirgt sich dort vor den Augen der Öffentlichkeit. Bach berichtet, daß sie sogar in den 30er Jahren »vergleichsweise selten ist, aber in einigen unserer langsam fließenden, kristallklaren Bäche und Flüsse gefunden werden kann« (C. W., 59). Die

(a) Blütenquirl, (b) Samen, (c) Blätter im Wasser

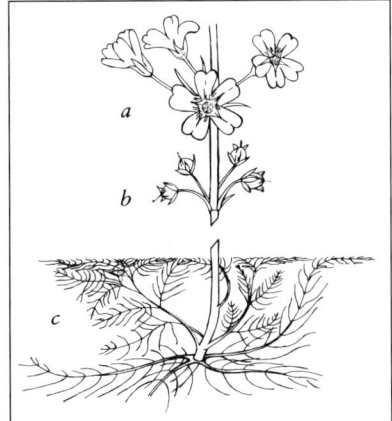

---

* Siehe ›Bach Remedy Newsletter‹, März 1971; ein Bericht von Nora Weeks.

Verschmutzung der Gewässer und die Entwässerung von Sumpfgebieten haben die meisten dieser Pflanzen zerstört und die Sumpfwasserfeder wird heute immer seltener.

Da die Sumpfwasserfeder im Wasser wächst, ist sie unerreichbar. Die Ufer der Wasserläufe, wo man sie gewöhnlich findet, sind oftmals sehr steil und dies hält Tiere fern, ebenso wie die Distanziertheit dieser Persönlichkeit andere Menschen abwehrt. Wasserpflanzen sind in ihrer Qualität deutlich unterschiedlich (man denke nur an den Lotus) und vielleicht haftet ihnen etwas Spirituelles an. Auch die Farbe der Sumpfwasserfeder ist von Bedeutung. Das zarte Lila deutet auf eine Liebe für die Menschheit hin und das Gelb auf eine Klarheit des Intellekts. In seinen frühen Beschreibungen der Sumpfwasserfeder verband Bach das Heilmittel mit der Erfahrung des Schmerzes der Welt und er sagte, daß die Sumpfwasserfeder »uns helfen wird zu verstehen, daß wir durch unseren Kummer gereinigt werden und einem hohen Ideal folgen, so daß wir lernen, unseren Mitmenschen zu dienen...« (C. W., 109). Obwohl es schmerzlich sein kann, finden wir unser wahres Wesen und erfüllen den Sinn unserer Seele nicht, indem wir uns entziehen, sondern indem wir uns dem Leben stellen. Aber die Sumpfwasserfeder neigt dazu, sich von dem Ansturm des groben Materialismus, der in unserer Gesellschaft vorherrscht, zurückzuziehen. So wie der Druck unserer Lebensumstände immer stärker wird, erhält die Botschaft der Sumpfwasserfeder immer mehr Relevanz: Ihr Rückzug aus der Natur ist in jeder Hinsicht bedeutsam.

Standort

Die Sumpfwasserfeder wächst in Entwässerungsgräben und anderen langsam fließenden Gewässern. Viele ihrer traditionellen

Standorte sind zerstört worden – die Entwässerung hat die Kanäle zu effektiv bereinigt, viele der Marschländer sind entwässert worden, indem der Wasserspiegel gesenkt wurde, und verschiedene Chemikalien verunreinigen die Sumpfgebiete.

Identifikation

Die Sumpfwasserfeder ist eine kurzlebige, winterharte Wasserpflanze. Die aufrechten, blühenden Stiele wachsen bis zu einer Höhe von ungefähr 20 cm über der Wasseroberfläche. Die Blüten sind in Quirlen angeordnet. Sie sind schlicht, fünfblättrig und sehen aus wie eine blaßmalvenfarbene Primel mit einem gelben Mittelpunkt. Die gefiederten Blätter bleiben unter der Wasseroberfläche.

Blütezeit

Mai und Juni.

Herstellung

Die Essenz der Sumpfwasserfeder wird mit der Sonnen-Methode hergestellt (siehe Seite 25). Sammeln Sie die einzelnen Blüten vom Stiel und legen Sie sie auf die Wasserschale.

Blüten in einem Wassergraben

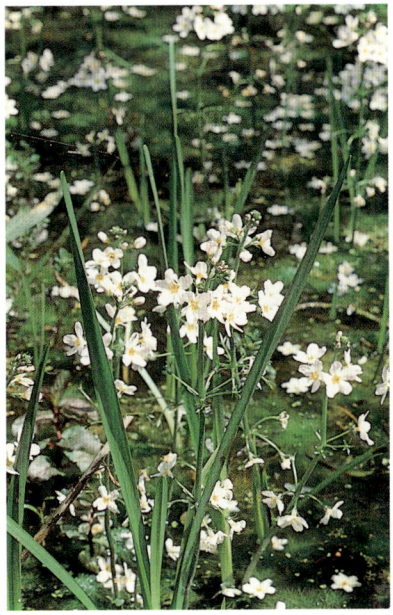

WHITE CHESTNUT

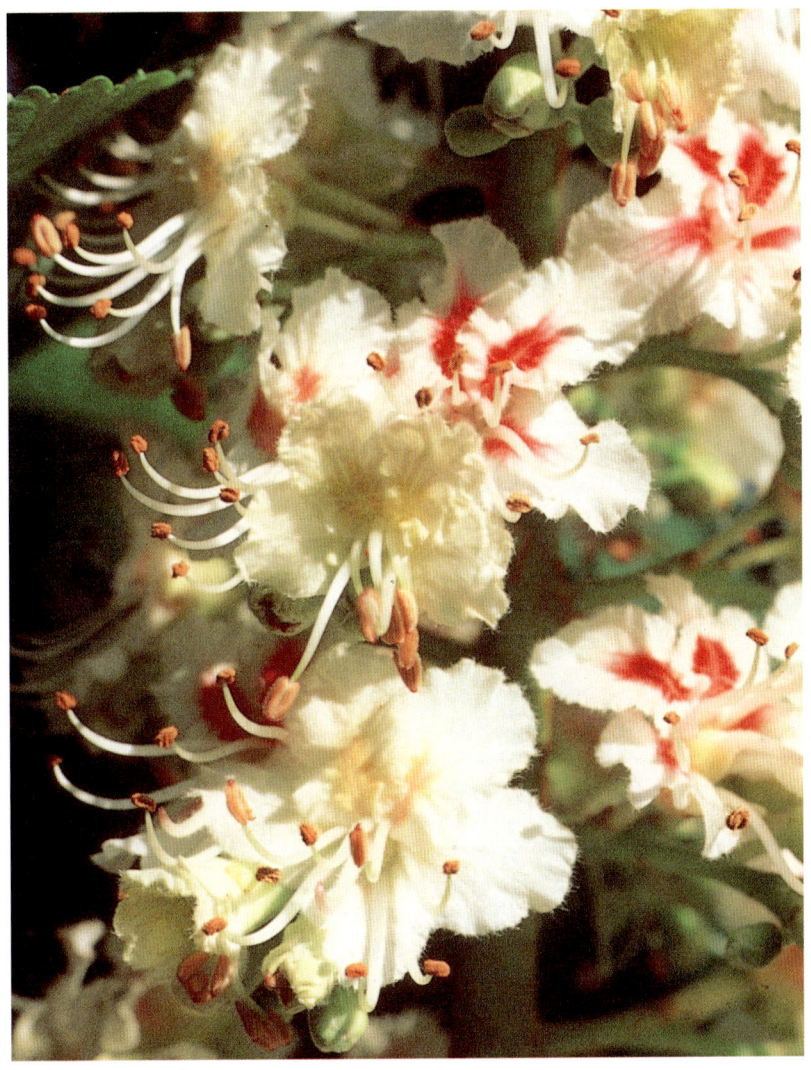

Affirmation

...die beste Methode, dies zu lernen, besteht darin, durch ruhige Gedanken und Meditation sowie dadurch, daß wir uns selbst in eine solche Atmosphäre des Friedens versetzen, daß unsere Seele fähig ist, durch unser Gewissen und unsere Intuition zu uns zu sprechen und uns in Einklang mit ihren Wünschen zu führen. (C. W., 147)

Indikation

Für diejenigen, die nicht verhindern können, daß unerwünschte Gedanken, Ideen und Argumente in ihr Bewußtsein dringen. Gewöhnlich ist dies dann der Fall, wenn das Interesse an der augenblicklichen Situation nicht stark genug ist, um ihre volle Aufmerksamkeit zu gewinnen.

Sie werden ständig von sorgenvollen Gedanken gequält, die sich nicht verscheuchen lassen wollen, und, selbst wenn ihnen dies für eine Weile gelungen ist, wieder zurückkehren. Sie scheinen unaufhörlich in ihrem Geist zu kreisen und sind eine geistige Qual.

Die Gegenwart solch unangenehmer Gedanken zerstört den inneren Frieden und verhindert, daß sie sich auf die Arbeit oder die Freude des Tages konzentrieren können.

(Twelve Healers)

Roßkastanie

Aesculus hippocastanum

Die Roßkastanie ist ein relativer Neuling in der englischen Landschaft. Sie ist in den Balkanländern beheimatet und wurde Anfang des 17. Jahrhunderts aus Europa eingeführt. Wie auch heute noch wurde sie wegen ihrer wunderbaren Blüten gezüchtet und hat keinen bedeutsamen kommerziellen oder praktischen Wert. Bach nannte dieses Heilmittel ›Weiße Kastanie‹, um es von der ›Roten Kastanie‹ zu unterscheiden. Die beiden Bäume sind jedoch in meister Hinsicht eng verwandt, außer in bezug auf ihre Farbe. Es ist die Wirkungsweise der Farbe, die von Bedeutung ist (siehe Red Chestnut, Seite 173 ff.). Beide Bäume werden in Zusammenhang mit sorgenvollen Gedanken gebracht. Die Rote Kastanie besitzt eine aktive Farbe und neigt dazu, diesen Gedanken nach außen hin zum Ausdruck zu bringen und ihn in Form der Sorge um das Wohlergehen anderer zu projizieren. Die Weiße Kastanie hat ein ähnliches Muster der Besorgnis, aber diese bleibt innerlich und wird als das innerliche, sich ständig im Kreis drehende Muster sorgenvoller Gedanken ausgedrückt. Diese Gedanken werden zu einer geistigen Besessenheit, die von uns Besitz ergreift

(a) das handförmige Blatt,
(b) einzelne Blüten, die vom Stiel abgepflückt worden sind

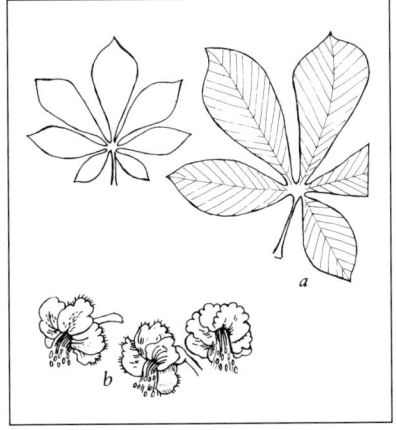

235

und uns beherrscht. Man findet keine Lösung oder erlangt Klarheit, sondern ist in einem endlosen, geistigen Teufelskreis gefangen. Die Blüte der Weißen Kastanie trägt dazu bei, diesen Teufelskreis aufzuheben und ihn durch Ruhe und eine angemessene Verbindung zu unserem inneren Wesen zu ersetzen. Dies verleiht uns Frieden. Indem wir die Klarheit dieses ruhigen, inneren Zentrums wiedererlangen, können wir die objektive Realität unseres Lebens erkennen.

Wie bei vielen der Bach-Blüten können wir die positiven und negativen Aspekte dieses Seelenzustands anhand der Erscheinung des Baums erkennen. Die Blüten erscheinen zufällig und verschwommen: Sie sehen aus wie Kleckse zwischen den Blättern, die das helle Licht der Aktivität ausstrahlen, aber keine klare Form haben. Die einzelnen Blüten sind nicht symmetrisch und haben einen gekräuselten und ausgefransten Umriß. Die Rinde des Baums ist rissig, unregelmä-

ßig und blättert ab, was den Eindruck zerstreuter Kraft noch verstärkt. Auf diese Weise wird der Teufelskreis der Sorgen durchbrochen und durch die Unregelmäßigkeit erschüttert. Doch insgesamt ist der Baum harmonisch. Die Blüten sehen aus wie Kerzen, deren Flammen das weiße Licht des Friedens widerspiegeln. Aus der Ferne betrachtet sieht der Baum so aus, als ob er mit leuchtenden Sternen bedeckt wäre. Von der Nähe betrachtet erscheinen die Blüten durch ihre Konzentration sehr intensiv und mit ihrem rosa Blütenkelch und ihren hervorstehenden Staubgefäßen sind sie faszinierend. Betrachten Sie die Blüten der Roßkastanie und es gibt nichts mehr, auf dem das Auge ruhen könnte, keine Symmetrie, außer derjenigen des Gesamteindrucks.

Standort

Die Roßkastanie gedeiht auf den meisten Böden und unter den

meisten Bedingungen, aber sie braucht zu ihrem Wachstum viel Licht und Raum. Im allgemeinen sieht man sie in Parks und Gärten, wo sie angepflanzt worden ist.

Identifikation

Die Roßkastanie wird bis zu 30 m hoch. Sie wächst schnell und wird wahrscheinlich nicht älter als 150 Jahre. Der Stamm ist kräftig und aufrecht und hat viele ausladende Äste, so daß der Baum einen runden Umriß hat. Da weidendes Vieh die Blätter abfrißt, die in einer erreichbaren Höhe wachsen, hat die Roßkastanie oftmals eine flache Basis. Die Rinde ist schuppig und brüchig. Die Blätter sind handförmig und bestehen aus fünf oder sieben großen Einzelbättern. Die blühenden Kerzen haben kurzgestielte Blüten, die vorwiegend weiß sind und einen rosafarbenen, roten oder gelben Mittelpunkt haben. Die klebrigen Knospen und braunen Kastanien sind sehr bekannt (siehe Chestnut Bud, Seite 65 ff.). Es gibt eine indische Roßkastanie (*Aesculus indica*) mit ähnlichen Blüten, die jedoch spitzere Blätter und eine glatte, graue Rinde hat.

Blütezeit

Mai und Juni.

Die Roßkastanie

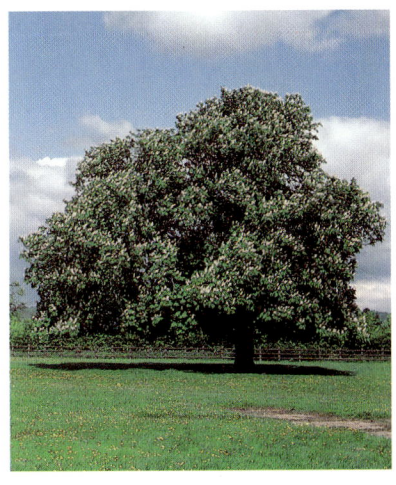

Herstellung

Roßkastanien-Essenz wird mit der Sonnen-Methode hergestellt (siehe Seite 25).

Sammeln Sie einzelne Blüten verschiedener Farben von einigen Bäumen, und legen Sie sie anschließend auf die Oberfläche des Wassers.

WILD OAT

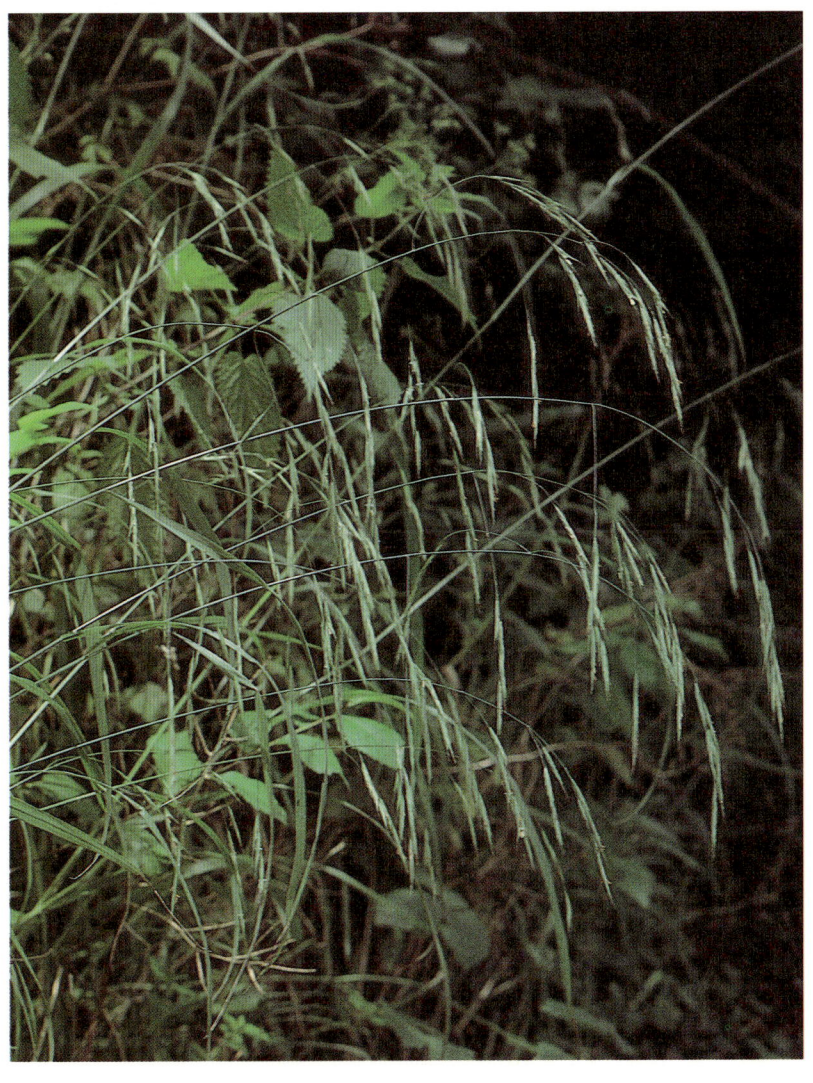

Affirmation

Wir wollen im Leben die Aufgabe finden, die uns am meisten fesselt und uns ihr verschreiben. Wir wollen diese eine Sache zu einem Teil von uns machen, so daß sie so natürlich ist wie unser Atem. So natürlich, wie es für die Biene ist, Honig zu sammeln, und für den Baum, seine alten Blätter im Herbst abzuwerfen und im Frühling neue hervorzubringen. Wenn wir die Natur erforschen, stellen wir fest, daß jedes Geschöpf, jeder Vogel, jeder Baum und jede Blume ihre bestimmte Rolle darin spielt, ihre eigene und besondere Aufgabe darin hat, mit der sie das gesamte Universum unterstützt und bereichert.

(C. W., 97)

Indikation

Für diejenigen, die den Ehrgeiz haben, im Leben etwas Bedeutendes zu leisten. Sie wollen viele Erfahrungen sammeln, alles genießen, was nur möglich ist und in ihrem Leben aus dem vollen schöpfen.

Ihre Schwierigkeit liegt darin, daß sie sich nicht entscheiden können, welcher Beschäftigung sie nachgehen sollen. Denn obwohl ihr Ehrgeiz sehr groß ist, können sie nicht sagen, zu welcher Aufgabe sie sich berufen fühlen.

Dies kann zur Folge haben, daß sie die Dinge hinausschieben und unzufrieden werden.

(Twelve Healers)

Wald-Trespe

Bromus ramosus

Dieses hochwachsende Gras ist nicht mit dem Getreidehafer verwandt und trägt den unbekannten Namen ›Hafergras‹. Das griechische Wort ›bromos‹ bedeutet Hafer. Das Hafergras ist eine der vielen Grasarten, die ähnliche Charakteristika aufweisen. Vielleicht ist dies typisch für den Seelenzustand des Heilmittels, wo der Betreffende viele Möglichkeiten im Leben hat, aber sich nicht für eine Aufgabe klar entscheiden kann. Die Wald-Trespe war der letzte der sieben Heiler und als Bach sie fand, spürte er, daß sie hilfreich sein könnte, wenn man eine Richtung finden will, eine Hilfe, die jeder Mensch brauchen kann. Das Hafergras ist eine häufig vorkommende Pflanze, die an Heckenrändern oder am Waldrand wächst und niemals eine enge Gemeinschaft bildet, sondern im allgemeinen verstreut wächst. Die Wald-Trespe mit ihrem hohen Stiel und ihrer Blütenrispe scheint ohne eine klare Richtung und ein klares Wachstumsmuster ›herumzuhängen‹. Die meisten anderen Gräser bedecken die Erde wie eine dichte Matte und im Geist einer selbstlosen Hingabe liegt ihre Freude im Dienst am Nächsten. Die höhergewachsene Wald-Trespe hat vielleicht einen tieferen Sinn,

Die Blütenrispe
und der haarige Stiel

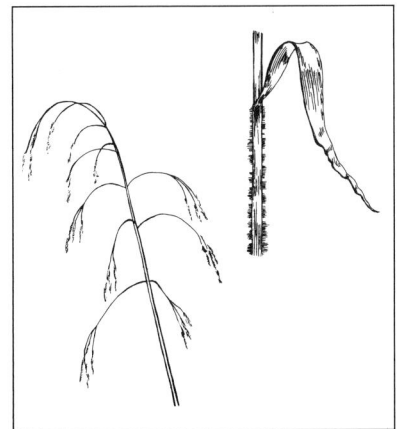

aber sie wartet unter der Hecke, weil sie sich nicht sicher ist, worin dieser Sinn bestehen könnte. Eine Hecke ist ein wilder Boden, ein unspezifischer Standort, der durch Begrenzungen geschaffen wurde, die an den Rändern der Äcker angepflanzt wurden. Die Wald-Trespe wächst anders als andere Pflanzen nicht unter den speziellen Bedingungen der Sumpfwiese, der kalkhaltigen Niederung oder in einem Buchenwald. Vielmehr findet man sie an einem Ort, an dem sie eine Warteposition einnimmt und ihr Sinn nicht klar ist.

In einer Notiz über einen Patienten schrieb Bach, daß die Wald-Trespe »für diejenigen ist, die sich nicht immer in ihrem Körper befinden, und deshalb nicht erkennen können, was ihnen als Lebensaufgabe zugedacht ist. Es ist ein Seelenzustand, der dem Clematiszustand folgt«. Wie die Waldrebe (*Clematis*, siehe Seite 77 ff.) wächst die Wald-Trespe mit dem Willen, das Leben fest im Griff zu haben.

Im negativen Seelenzustand des Heilmittels ist dieser Wille nicht vollkommen wirksam und zeigt dann die Tendenz, den Kontakt mit der Erde und der physischen Realität zu verlieren. Man zögert, seinen Lebenssinn zu definieren und sich aktiv seiner Berufung zu verschreiben. Die Wald-Trespe steht auch in einem Zusammenhang mit dem Einjährigen Knäuel, einer anderen grünen Pflanze ohne Blütenblätter, die Unentschiedenheit ausdrückt (*Scleranthus*, siehe Seite 191 ff.). Aber der Einjährige Knäuel ist erdverbunden und mehr mit den praktischen Problemen beschäftigt, während die Wald-Trespe mit ihren langen Stielen sich mehr mit der Dimension der Luft befaßt. Sie sucht nach dem Sinn der Seele und der wahren Bedeutung ihrer Lebensaufgabe.

Standort

Die Wald-Trespe wächst an Heckenrändern und Waldrändern.

Sie bevorzugt einen feuchten Boden und ein wenig Schatten. Suchen Sie das Hafergras dort, wo Mähmaschinen und weidende Tiere es an steilen Böschungen und unter den Bäumen nicht erreichen können.

Identifikation

Die Wald-Trespe ist ein sehr hohes Gras mit ein paar schlanken Stielen, die bis zu 1,50 m oder mehr hoch werden. Ihre Blätter sind breite Halme (15 mm breit), die den Stiel umschließen und auf diese Weise eine Garbe bilden, die stark behaart ist. Die Blüten (Rispen) hängen locker herab wie beim richtigen Hafer. Obwohl es sehr schwer ist, die Wald-Trespe zu beschreiben, sollte es möglich sein, das Hafergras von anderen Grasarten zu unterscheiden. Die bedeutsamen Erkennungsmerkmale sind seine Höhe, die Haare und die Rispen − siehe Abbildung.

Blütezeit

Juli und August, bedeutend später als die meisten anderen blühenden Gräser.

Herstellung

Die Essenz der Wald-Trespe wird mit der Sonnen-Methode hergestellt (siehe Seite 25). Wenn die

Ein einzelner blühender Stiel

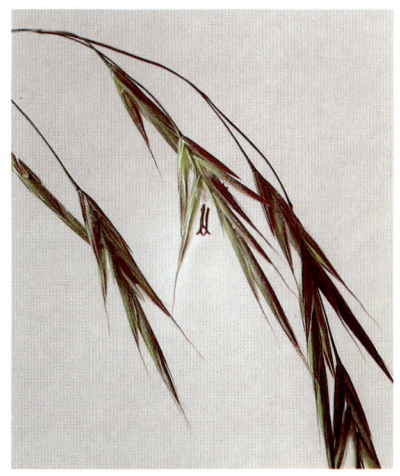

Blüte reif ist, öffnen sich die Nebenblätter plötzlich, um die rostfarbenen Pollen in den Staubbeuteln freizugeben.

Sammeln Sie die blühenden Spitzen von vielen verschiedenen Gräsern, und legen Sie sie auf das Wasser.

WILLOW

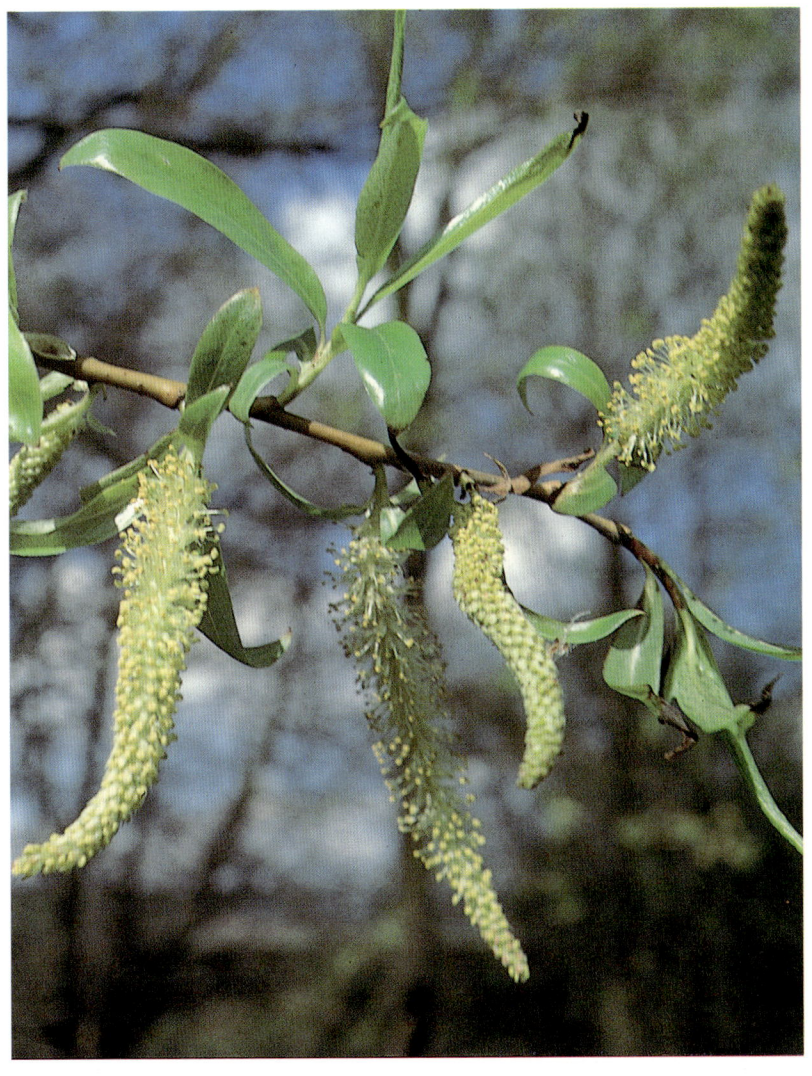

Affirmation

Man verlangt von uns nicht, daß wir alle Heilige, Märtyrer oder Berühmtheiten werden. Den meisten von uns sind bescheidenere Aufgaben zugedacht. Aber man erwartet von uns allen, daß wir die Freude und das Abenteuer des Lebens begreifen und die besondere Aufgabe freudig erfüllen, die uns von Gott bestimmt ist.

(C. W., 153)

Indikation

Für diejenigen, denen ein Mißgeschick oder Unglück widerfahren ist und die dies nur schwer akzeptieren können, ohne sich zu beklagen oder verbittert zu sein, da sie das Leben sehr stark am Erfolg messen.

Sie sind der Meinung, daß sie eine so schwere Prüfung nicht verdient haben und daß ihr Schicksal ungerecht ist. Oftmals werden sie verbittert.

Oftmals läßt das Interesse an den Dingen nach, die ihnen Freude gemacht haben, und sie engagieren sich weniger dafür.

(Twelve Healers)

Weide

Salix vitellina

Ebenso wie manche Tiere vom Menschen domestiziert worden sind, während andere wild bleiben, sind Pflanzen und Bäume dem Menschen dienstbar gemacht worden, wo immer sie der Industrie oder dem Ackerbau von besonderem Nutzen sind. Manche Pflanzen haben sich bereitwillig zu Kreuzungen züchten lassen (wie die Kohlfamilie), während andere ihre ursprüngliche Form bewahrt haben, aber so benutzt werden, daß ihr Muster verändert wird. Im Fall der Weide bleibt der Baum unverändert, aber sein akzeptierendes Wesen wird anhand der Art und Weise verdeutlicht, wie sie überlebt, obwohl sie auf grausame Weise beschnitten wird. Das Kappen des Baums, indem die Zweige zu einem Stumpf zurückgeschnitten werden, um neues Wachstum zu erzwingen, wurde früher weithin praktiziert. Jedes Jahr wurden die kräftigen, jungen Triebe als Flechtwerk zum Errichten von Mauern verwendet, als Weidenruten zum Korbflechten, während andere Zweige in den folgenden Jahren gekappt wurden, um daraus Zäune und Pfosten zu machen. Da die Gelbe Weide flexibel ist und nicht so leicht zurückschnellt (anders als die Bruchweide), ist sie für solche Zwecke ideal. Die flexible Toleranz charakterisiert den positi-

Blüten (a) weiblich, (b) männlich

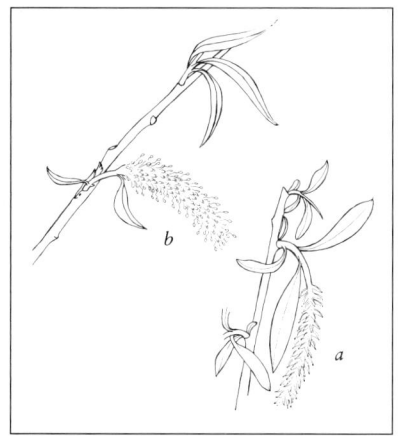

ven Seelenzustand der Weide. Da sie als Baum so grausam mißhandelt worden ist und einen solchen Mißbrauch erleiden mußte, hätte sich dieser Zustand in Bitterkeit und Widerwillen verwandeln können. Doch statt dessen gibt die Weide mit ihrem unverwüstlichen, neuen Wachstum und ihrem beständigen Bemühen, wieder zu einem vollständigen Baum heranzuwachsen, ihr Bestes.

Der Grund, warum Bach die Weide als Heilmittel für diejenigen auswählte, die sich beklagen, daß man sie schlecht behandelt hat, wird an der Art und Weise, wie die Weide wächst, noch deutlicher. Jeder Zweig treibt mühelos Wurzeln. Schneiden Sie eine Weidenrute ab, stecken Sie sie in den Boden und es wird ein Baum daraus werden. Die Weide hat einen so starken Willen zu wachsen! Heute sehen wir viele Weiden als Markierung der Akkergrenzen. Die Weide sucht sich ihren natürlichen Standort auf feuchtem Boden an einem Fluß.

Hier gedeiht sie gleichsam in einer rheumatischen Feuchtigkeit, wo andere Bäume verfaulen oder von Moos überwachsen werden würden.

Da die Weide das Wasser liebt, ähnelt sie vielleicht der Sumpfwasserfeder am meisten. Aber während die Sumpfwasserfeder im stillen über das Leid der Menschheit bekümmert ist, beschwert sich die Weide (in ihrem negativen Seelenzustand) bitterlich über ihre eigenen, egoistischen Probleme.

Das Leben ist zu den Weide-Typen ungerecht und sie haben das Gefühl, daß sie etwas Besseres verdienen und mißgönnen anderen ihr Glück. Das Leben hat sie bitter gemacht. Dieser Zustand wird durch positive Willensanstrengung und die Zielstrebigkeit, die Schwierigkeiten der Situation zu überwinden, verbessert.

Die leuchtendgoldenen Winterzweige der Gelben Weide betonen diese positive, lebensbejahende Qualität.

Standort

Weiden bevorzugen feuchte Niederungen und wachsen oftmals an Flußufern.

Identifikation

Es gibt viele verschiedene Weidenarten und es ist große Sorgfalt erforderlich, um die richtige Weide zu erkennen. *Salix vitellina*, die Bach auswählte, ähnelt der Silberweide (*Salix alba*) in fast jeder Hinsicht. Sie ist ein großer Baum, der bis zu 25 m hoch wird, und eine grobgefurchte gelbgrüne Rinde hat. Der Hauptstamm ist nicht hoch, vielleicht 3 bis 4 m, da er sich in einige große, ausladende Äste verzweigt. Oftmals wird er in dieser Höhe gekappt. Die Blätter sind lanzenförmig, lang, spitzzulaufend und fein gezahnt. Sie haben feine, weiße Härchen auf der Unterseite, anders als die Bruchweide (*Salix fragilis*), die glatte Blätter hat. Männliche und weibliche Blüten wachsen an verschiedenen Bäumen: lange, etwas steife, grüne Kätzchen. Man kann die Gelbe Weide von der Silberweide anhand der Winterzweige unterscheiden, die leuchtendgoldgelb sind, die Farbe eines Eidotters (daher ›vitellina‹). Die Zweige sind biegsam. Eine Kreuzung zwischen *Salix vitellina* und *Salix*

Die gelben Zweige
einer gekappten gelben Weide

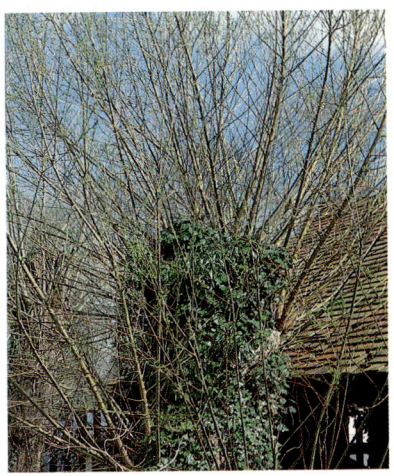

249

babylonica, der Trauerweide, brachte die als Zierbaum verwendete goldene Trauerweide hervor, die man wegen ihrer herabhängenden Zweige leicht unterscheiden kann.

Blütezeit

Im April oder Mai, sowie sich die Blätter entfalten.

Herstellung

Weiden-Essenz wird mit der Koch-Methode hergestellt (siehe Seite 26).

Man sammelt männliche oder weibliche Kätzchen von verschiedenen Bäumen und schneidet den Zweig mit den jungen Blättern in einer Länge von ungefähr 15 cm ab, so daß er noch in den Kochtopf paßt.

WILD ROSE

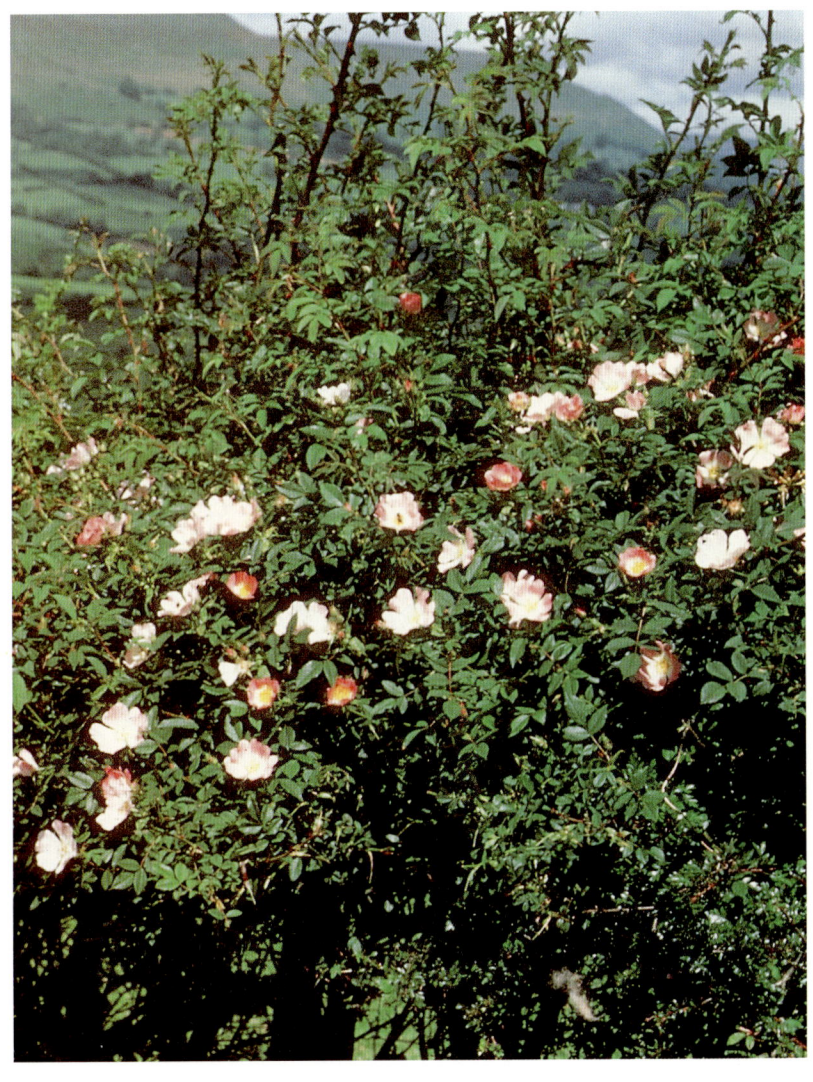

Affirmation

Resignation, die dazu führt, daß man nur ein teilnahmsloser Passagier auf der Lebensreise wird, öffnet unsagbar schädlichen Einflüssen Tür und Tor, die ansonsten niemals Gelegenheit hätten, in uns einzudringen, solange unserem täglichen Leben der Geist und die Freude des Abenteuers innewohnt.

(C. W., 149)

Indikation

Für diejenigen, die scheinbar ohne vernünftigen Grund gegenüber allem, was geschieht, gleichgültig werden und sich resigniert durchs Leben treiben lassen. Sie nehmen alles so, wie es ist und machen keine Anstrengung, etwas zu verbessern und wieder ein wenig Freude zu finden. Sie haben sich dem Lebenskampf klaglos ergeben.

(Twelve Healers)

Heckenrose

Rosa canina

Vieles im Leben erscheint uns als Kampf und angesichts der Schwierigkeiten resignieren manche von uns und geben jeden Versuch auf, die Situation zu verbessern. Diese Art von Resignation wurzelt nicht in einer Depression oder einer Niederlage, sondern sie entsteht, weil wir uns den Kräften der Untätigkeit ergeben haben. Nichts kann uns aufregen. Wir verlieren das Interesse an der Veränderung und, da das Leben durch Veränderung gekennzeichnet ist, gehen wir unserem Tod entgegen. Als Bach das Heilmittel der Heckenrose entdeckte, das für diesen Seelenzustand gedacht ist, sah er darin den Gegensatz zur Eisenkraut-Persönlichkeit (Vervain, siehe Seite 209 ff.). Der Eisenkraut-Typ kämpft immer weiter und, da sie die Unzulänglichkeiten des Lebens nicht tolerieren, versuchen diese Menschen ständig, die Fehler anderer zu korrigieren. Aber den Heckenrosen-Persönlichkeiten, so sagte Bach, fehlt der Mut, sich ihrerseits sicher zu sein. So wie das Eisenkraut übermäßig agiert, drückt sich die Heckenrose zu wenig aus. Dies kann man an den Blüten sehen — die Blüten des Eisenkrauts sind sehr klein und stehen horizontal, während die Heckenrose Blüten hat, die sich der Sonne entgegen-

*Ein blühender Stiel
mit Dornen, Blatt und Blüte*

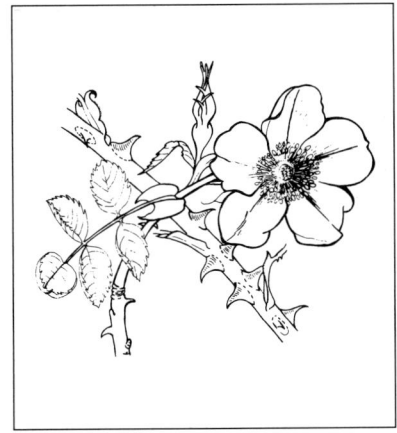

strecken, offen und flach sind, und breite, herzförmige Blütenblätter haben. Auf diese Weise absorbieren sie mit ihrer Oberfläche mehr Energie und können deshalb viel Kraft und Vitalität verleihen. Der positive Seelenzustand der Heckenrose bringt Hoffnung und Freude, so daß wir wieder singen können. Aber insbesondere besitzt er eine Zielstrebigkeit, so daß wir unsere Bemühungen zu leben erneuern. Wir haben das Gefühl, als würden wir uns wieder an die Arbeit machen. Geistig sind wir wiedererwacht und kreativ. Wir werden zielbewußt.

Seit alters her wurde die Rose kultiviert. Der süße Duft und die Schönheit der Blüten verleihen ihr eine ganz besondere Anziehungskraft und einen Symbolgehalt, der schon immer anerkannt wurde. In der Sprache der Blumen wenden sich die Rosen an den Poeten und an die Liebenden ebenso wie an die Mystiker. Natürlich gibt es viele Tausende von Rosenarten und jede hat ihr besonderes Muster, aber es ist die schlichte Heckenrose, die Bach auswählte. Im Hochsommer überwuchert sie die Hecken und blüht auf, wenn die Sonne am höchsten steht. Mit ihren rosagefärbten Blüten schmückt die Heckenrose die Wegränder und bringt das tiefe Bedürfnis und die Liebe, die das Leben für sich selbst hat, zum Ausdruck. Es ist diese Liebe zum Leben, die sich im positiven Seelenzustand dieses Heilmittels verbirgt. Die Blüte, die sich vollkommen öffnet, fordert uns dazu auf, uns wieder ins Gedächtnis zu rufen, daß wir im täglichen Auf und Ab des Lebens wie Liebende sind, die neuen Begegnungen und Abenteuern mit freudiger Erwartung entgegensehen.

Identifikation

Die Heckenrose oder Zaunrose ist ein winterharter Dornstrauch mit gebogenen und rankenden Stielen, die bis zu 4 m lang wer den. Die gebogenen Dornen, die möglicherweise an den Eckzahn eines Hunds erinnern, treten an den ansonsten glatten Stielen hervor. Die Blätter sind spitzzulaufend und haben fünf oder, was üblicher ist, sieben Nebenblätter mit gezackten Rändern. Die Blüten haben fünf herzförmige Blütenblätter, die groß und flach (50 mm Durchmesser) und entweder weiß oder rosa sind. Die charakteristische Hagebutte erscheint im Herbst. Unter den vielen anderen wilden Rosen duftet die süße Wilde Rose (*Rosa rubiginosa*) stärker und hat an den Stielen viele spitze Härchen. Die Kletterrose (*Rosa arvensis*) hat wie die *Rosa stylosa* einen zusammengewachsenen Stempel in der Mitte der Blüte, der hervortritt. Die *Rosa tormentosa*, die vorwiegend auf Kalk wächst, hat pelzige Blätter.

Blütezeit

Juni und Juli.

Herstellung

Heckenrosen-Essenz wird mit der Koch-Methode hergestellt (siehe Seite 26). Sammeln Sie die Rosen von so vielen Sträuchern wie möglich. Die Blüten sollten mit einem kurzen Stiel und einigen Blättern in einer Länge von ungefähr 15 cm abgeschnitten werden, damit sie in den Topf passen.

Ausschnitt der Blüten

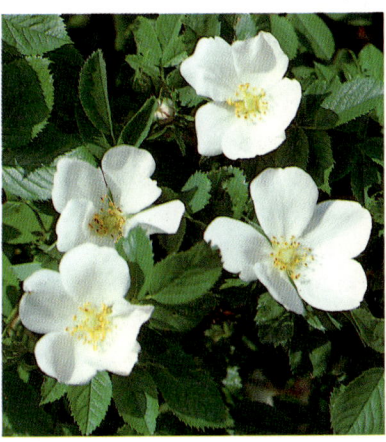

Bibliographie

Blamey, M. & P. *Flowers of the Countryside,* Collins, 1980
Fitter, R. & A. *Wild Flowers of Britain & N. Europe,* Collins, 1974
Fitter, A. *New Generation Guide to the Wild Flowers of Britain &
    N. Europe,* Collins, 1987
Forestry Commission, *Know Your Broadleaves,* H. M. S. O., 1968
Grigson, G. *The Englishman's Flora,* Phoenix House, 1958
Grieves, M. *A Modern Herbal,* Cape, 1977
Hyams, E. *The Story of England's Flora,* Kestrel Books, 1979
Keble Martin, W. *The Concise British Flora in Colour,* Rainbird, 1965
Philips, R. *Trees in Britain, Europa & N. America,* Pan Books, 1978
    Wild Flowers of Britain, Pan Books, 1977
Polunin, O. *Trees & Bushes of Britain & Europe,* O.U.P., 1976
Readers Digest *Field Guide to Trees & Shrubs of Britain,* 1981
    Field Guide to Wild Flowers of Britain, 1981

Heilpflanzen-Bücher

Bach, Dr. E. *Collected Writings of Edward Bach,* Flower Remedy
    Programme, 1987
    The Twelve Healers & Other Remedies, C. W. Daniel, 1936
Barnard, J. *A Guide to the Bach Flower Remedies,* C. W. Daniel, 1979
    Patterns of Life Force, Flower Remedy Programme, 1987
Chancellor, P. M. *Handbook of the Bach Flower Remedies,* C. W.
    Daniel, 1971
Scheffer, M. *Bach Flower Therapy,* Thorsons, 1986
Vlamis, G. *Flowers to the Rescue,* Thorsons, 1986
Weeks, N. *The Medical Discoveries of Edward Bach Physician,*
    C. W. Daniel, 1973
Weeks, N. & Bullen, V. *The Bach Flower Remedies, Illustrations
    and Preparation,* C. W. Daniel, 1964